诊治有道方有术

贠克强 著

武国霞 整理

中国中医药出版社

·北京·

图书在版编目（CIP）数据

诊治有道方有术 / 贠克强著 . —北京：中国中医药出版社，
2017.5（2017.11重印）

（毓涵斋中医夜话）

ISBN 978-7-5132-4088-8

Ⅰ . ①诊⋯　Ⅱ . ①贠⋯　Ⅲ . ①中医临床—经验—中国—现代
Ⅳ . ① R249.7

中国版本图书馆 CIP 数据核字（2017）第 059490 号

中国中医药出版社出版

北京市朝阳区北三环东路 28 号易亨大厦 16 层
邮政编码　100013
传真　010 64405750
印刷廊坊市三友印务装订有限公司
各地新华书店经销

开本 880×1230　1/32　印张 10　字数 205 千字
2017 年 5 月第 1 版　2017 年11月第 2 次印刷
书号　ISBN 978 – 7 – 5132 – 4088 – 8

定价　49.00 元
网址　www.cptcm.com

如有印装质量问题请与本社出版部调换
版权专有　侵权必究

社长热线　010 64405720
购书热线　010 64065415　010 64065413
微信服务号　zgzyycbs

书店网址　csln.net/qksd/
官方微博　http：//e.weibo.com/cptcm
淘宝天猫网址　http：//zgzyycbs.tmall.com

内容提要

　　本书为《毓涵斋中医夜话》之一。克强先生积 30 年中医之学验，以严谨的逻辑思辨、独到的视角维度，对中医理论构建和临床实践，从生理病理到诊治方药，从辨证到辨机，从治疗到养生，从自然到人体，从传承到发展等，进行了触底式本质性的揭发和梳爬，有专论，有概述，论中举案，以案映理，以案说法，虽案案精彩，但不止于一招一式之经验。

　　书中颇多创新，想人所未想，言人所未言，贯穿着作者"天人合一、对立统一、动态平衡、一气周流思想下的辨机论治观"；虽高树一帜，高瞻远瞩，然深入浅出，贴合临床，具有实实在在的普适性，于当下的中医同仁和中医学子定有不小的引导意义和借鉴价值。

仝序

克强医师，是我在微博上认识的一位同道中人；虽未谋面，但其医话医案及专论，我在微博时有浏览，常有耳目一新之感。这次较为完整地披阅了他的"夜话"系列，对他的学术和临床，便有了较为全面的了解。

克强医师坚守基层中医诊疗将及三十年。他习读典籍，远求诸贤，近取各家，验于临床，耽于思考，坚持总结，不论学术思想，还是临床实践，都取得了实实在在的成果。这在当下尤显难能可贵。

看克强医师的"夜话"系列，形式上有短文、有长篇、有专论、有概述，词章典雅，生动活泼；内容上剖经典、说经方、参自然、示案例、述病机、谈诊治、晓方药，视角独特，视野开阔，读来不仅有补于学术与临床，还有神心之享受。

克强医师的中医功底扎实，悟有独到；长处基层，思想未有羁绊，且熟稔传统文化和哲理思辨，对医理之提炼，可谓精准到位。如他把机体内物质、功能、心神等构筑的整体生理状态，概括为"内生态"，一是有别于体外之生命环境，二来便有动态平衡的涵义在里面。他提出的"天人合一、对立统一、动态平衡、一气周流思想下的辨机论治观"，是他长期于中医学术探讨过程中，充分采纳传统哲学思想、紧密结合自身临床实践涵养蕴育而成。以"天人合一"为首者，意在机体的生命活动首先不能脱离和违背自然规律而存在；"一气周流"则是机体的最佳生命状态；而"对立统一、动态平衡"则是"一气周流"的根本保障。如果此四者是指导思想和衡量旨归的话，则"辨机论治"就是诊治过程中的具体落实；认为"机"有别于"证"这个特定阶段下的主要病理状态；其所言"辨机"，意在诊治过程中把握深层的、本质的核心机转，以及从病因病机到病位病性直至发展预后的病理环节，最终以此作为遣方用药的依据。

此皆于理于验而有所本，贴于临床，言之有物，继承并有创新，而自成体系矣。其谓"辨机论治观"在经方医学中的体现就是"方机对应观"，亦言之有据之说，也算是为经方学术之发展而另辟蹊径了。

众所周知，于辨治途径而言，除辨证辨机而论治外，还有辨病施治（包括专病专方专药）、辨因施治（如治疗瘟疫，抗病原微生物为第一），经方医学中更有六经方证对应之法等。这些方法，因其直捷而效敏，或更适合于重急特病之诊治矣。

而克强医师所秉持"天人合一、对立统一、动态平衡、一气周流思想下的辨机论治观"，无疑具有一定的高度性和普适性。因其精谨而致密，或更适合于慢性疾病和疑难杂证的诊治与康复；相对于

"短、平、快"之经验招式、"速食"技法,克强医师所秉所持,于当下的中医学术和临床,定有不小的引导意义和借鉴价值。

今克强医师"夜话"系列付梓之际,请序于余,余乐为文推介,更乐见广大中医同仁阅读而受益也。

仝小林

2017 年 3 月 10 日

于北京知行斋

仝小林,中国中医科学院首席研究员,主任医师,博士生导师,973 计划项目首席科学家,国家中医临床研究基地糖尿病研究联盟主任委员,国家中医药管理局重点学科带头人,中华中医药学会糖尿病分会名誉主任委员,中华中医药学会方药量效研究分会主任委员,世界中医药学会联合会内分泌专业委员会会长,世界中医药学会联合会方药量效研究分会副会长兼秘书长,中国中医药研究促进会糖尿病专业委员会主任委员,国家药典委员会委员,兼任北京中医药大学教授、博士生导师,浙江大学、南京中医药大学、长春中医药大学、香港东华三院等客座教授。

张序

中华民族创造了伟大的中医药文化，中医药学是中国古代科学的瑰宝，也是打开中华文明宝库的钥匙。人类的生存、繁荣、发展，包含着人类和疾病的斗争过程。中华民族在生产生活中，也一直在经受着各种疾病的打击，但从来没有停止过和疾病的顽强斗争，而中医药无疑是我们与疾病斗争时使用的一把利剑。中医药为中华民族的繁荣昌盛做出了巨大贡献，至今仍在维护人民群众健康、促进社会经济发展中发挥着不可替代的作用。

古代没有西医，没有抗生素，没有输血，没有 CT，但古人知道有病必有因，有病必须治，所以才发明了中医，并且发现中医还很有用。千百年来，中医药学一直是中华传统哲学指导下的自然学科，在"天人合一""气一元论""气聚成形""阴阳五行"理论指导下，认识研究人体生理和病理，运用天然动植物、矿物质和其他独特方式防治疾病，治疗的效果经过了千百年的实践检验。在长期的生产、生活和医疗实践过程中形成的以人为本、整体调节、全息系统的思想和观点，以及个体化预防、治疗的思想，是先进甚至超前的，在维护人类身心健康的事业中，展示出了强大的生命力。

鸦片战争前，中国医学界一直是中医一枝独秀。列强入侵后，西学东渐，西医学也在中国落地生根，两种医学体系并存，冲突在所难免。西医学以强大的"实证性"，使中医药学受到了前所未有的冲击，有一部分人对中医药持轻视甚至反对态度，主张用西医取代中医，认为中医已落后于时代，甚至出现废止中医的思潮。

随着人们对医疗保健要求的不断提高，仅仅依靠以化学药物和手术为主要治疗手段的西医已不能令人民群众满意，西医在防治疾病的过程中越来越暴露出自身不可避免的局限性，对一些慢性疑难杂症和独特疾病，西医往往专注在实证和指标上，治疗已是力不从心。面对当下疾病谱的变化，西医的应对也显得不得要领而差强人意；而调整全身状态、以自然界的动植物为药的中医，正是这方面的强项，并有其绿色、环保、低副作用、可持续发展等优势，在防治疾病方面的长处正在日益被世人所了解和重视。

在新的时期，党和国家对中医药事业高度重视。2016 年 12 月 25 日，全国人民代表大会常务委员会颁布了《中华人民共和国中医药法》，这是第一部全面、系统体现中医药特点和价值的综合性法律，它明确提出："中医药，是包括汉族和少数民族医药在内的我国各民族医药的统称，是反映中华民族对生命、健康和疾病的认识，具有悠久历史传统和独特理论及技术方法的医药学体系。"而对中医药本质精神，诊治方法之钻研、传承和发扬，更好地为人民健康服务，是我辈当务之急，任重而道远，克强先生就是其中的任重者之一。

克强和我相识较早，但对他的中医药学术道路和水平的了解，是任职于卫生部门后。他通过微博、微信等平台发表自己对中医药的思考、探索、实践成果；后又辛勤整理，出版了《原生态的中医乱弹——负克强中医微博录》，无私分享了自己呕心沥血的中医药学术思想和方法。在医院里，他的病人不但是本地十里八乡的患者，更有不少是从全国各地慕名而来的患者朋友。

克强赠我一册《原生态的中医乱弹——负克强中医微博录》，闲暇之余，不时翻阅，使我对中医药有了更进一步的了解；而时隔三年，他又以《毓涵斋中医夜话》书稿呈示于我，虽薄薄三册，但自有厚重之感，甚是欣慰。认真阅读后，深深为他几十年如一日地辛勤耕耘在中医药阵地的精神所感动，书稿凝聚着克强先生的学术思想和临床成果，体现了自身鲜明的、完整的、行之有效的学术诊疗体系，继承弘扬了中医药。这套《毓涵斋中医夜话》系列全是克强的医疗探索和临床实践，从节段篇章来看，内容或不够连贯，是他在长期临证、习读、观察、探索过程中不断地"随兴"思考、"随机"总结，但我认为，这些立足临床实践、理法方药齐备的中医药辨证思想，完全体现了中医药传统哲学思想和理论，展示了独特的方法、良好的疗效，很实用，很接地气，很能解决实际问题，完全体现了中医药服务的"简、便、验、廉"，可为中医、西医临床工作者借鉴之用。

秦安县乃是"娲皇故里"，传说中女娲炼石补天，抟土造人，点亮了华夏民族文明曙光。大地湾先民留传下来的用生黄土来和中解毒、用黄泥治疗跌扑损伤、用灶心黄土温经止血等方法，我们至今在用。秦安县中医人才辈出，中医药历史悠久，中药材资源丰富，中医药发展得天独厚，正适其时，大有可为。广大医务工作者应以弘扬中医药为己任，为保护人民群众健康做出贡献。

克强先生热爱中医，博学多识，学验俱厚，是我们秦安中医工作者中的佼佼者，相信他的《毓涵斋中医夜话》系列出版和发行，会对我县的中医药传承和发扬起到很好的示范引领作用，于中医界，其学术和临床价值也是不言而喻的。

《毓涵斋中医夜话》系列出版之际，克强请我作序，义不容辞，欣然提笔，是为序。

秦安县政协副主席
秦安县卫生计生局局长

2017 年 3 月 25 日

日诊习之所得，
夜话录之所成

余中医临床将及 30 年，由当初亦步亦趋之稚嫩，至当下自有机杼之小成，个中甘苦唯自知矣。然不论时移世易、沧海桑田，余临证、读书、思考之例行，未曾稍有改焉。其间，时现吉光片羽之灵机，常有思索体悟之心得；及至年过不惑，思想方趋稳健，体系渐成小熟。

然其得也，非为"有心栽花"之勉力应景，皆缘"无心插柳"之随心所欲；凡日常临证之悟会、习典之斩获、自然之启发，及读诸家之所见、参众说之是非，甚而博友同仁之叩问，皆余追索探讨之契机、挖掘思考之肇端。

常于更深人静，即沏清茶一壶于案头，遂启条缕结茧之"夜话"——或为医话娓娓，或为医案切切；或为思维逻辑，或为临证一得；或为大要精义，或为思想升华；有生理探原，有病理求真；有诊治之道，有方药之术；有养生之建言，有医事之陈述；有经典之刨根，有经方之钩沉；有名家医案之读说，有大师学术之伸发……

余"夜话"之文，或凝短章，或成千言，不拘一格，亦散亦杂；

内容虽纵横裨阖、视野阔泛，然一经梳爬，余之学术思想和诊治体系，便见清晰明朗，一言以蔽之，乃"天人合一、对立统一、动态平衡、一气周流"思想下的"辨机论治观"也。

"夜话"之体系，正如余之斋名曰"毓涵"，皆余于学术、于思想培育涵养而所成；此后仍将初心不忘，毓之涵之以续"夜话"焉。为中医学术补偏救弊计，终为民众病患之需之助想，余不忍自私或淹没，不欲有半点保留与遮隐；遂应博友同仁之呼声，在张钢钢、华中健老师之精心策划，顾勤老师之关爱支持下，继《原生态的中医"乱弹"》后，今与后皆以"夜话"之系列公之于众，名曰《毓涵斋中医夜话》耳。

本着内容活泼而读者"兼看则明"之整编思想，"夜话"系列继续引用或采录了一些博友之互动跟帖，主要有客主之问答、博友之评点、观点之质疑、后续之辩论，"热闹"而精彩，使"夜话"丰富、灵动了许多，更拓宽了读者之视野，予读者留下独立思考和判断之契机矣。

最后，要特别感谢仝小林老师和张荣生局长于百忙之中对《毓涵斋中医夜话》系列书稿披阅并热忱作序推介。

毓涵斋　负克强

2017 年 3 月 29 日

"天人合一、对立统一、动态平衡、一气周流"思想下的"辨机论治观"（代前言）

　　泛观当下的中医界，学术活动非常热闹，学术会议、国医论坛、名师讲座、培训课堂，有网络上的，有现实中的，五花八门，林林总总，可谓是欣欣向荣。从一个角度来说，这应该是中医发展的好兆头。但是，这些活动，零碎"经验"的传授十之八九，普适"逻辑"的推广少之又少。如果单从临床"经验"广泛传播、受众积累这样的"经验"以提高临床效果而孤立地看待这样的学术活动，无疑是有积极意义的，我也尽量抽空在网络上学习这样的"经验"。我发现绝大部分受众喜欢这些可随时试用，或可立马见"效"而"实用"的"干货"，不太愿意聆听比较枯燥、比较抽象并且需要消化吸收、见"效"较慢的逻辑推导；而另一方面，一些基础薄弱、经验缺乏的初学者和医者面对千家万派如此浩瀚甚而相矛盾的"经验"则往往无所适从。

　　"经验"在中医学术尤其对中医临床具有重要意义，一些确切的技术技巧性、具体细节性的经验对临床效果甚至具有举足轻重的作用，故常言"宝贵的经验"。但是，如大家总是斤斤于碎片化的经验，总是满足于一招一式的技巧，而不从"经验"中提炼出本质性、规律性又能反过来有效指导临床的思想，也就是"经验"升华不成具临床普适性的思维逻辑，则这样的中医学术只能是"经验"的传授和积累，算不上发展，更遑论创新。然而，令人忧心的，这样的意识在当下的中医界是非常淡漠的，少有人沉下身来、静下心来思考挖掘、梳爬整理一些普适性、规律性、逻辑性、本质性、严谨而系统并可更好指导临床的思想；相反"经验主义"非常盛行，可以说引导了当下中医学术的走向。如大部分中医人热衷于、欢呼于、沾沾于、满足于一些"经验学术"的掌握和"效果"。这些"学术流派"名气大、表面上似有"思维逻辑"，虽然可以部分地、对应性地解决一些临床问题，但整体经不起中医固有逻辑之推敲，和临床又有较大脱节，不追求实质，只讲求对应，无疑是经验的堆砌而已。

不得不说，当下中医界"繁荣"的背后是浮躁，更有甚者，有些中医人不但自己少有"真货"而且无廉耻之心，唯名利是重，利益链的错综缠绞使一些中医场成了戏台，成了龌龊之地。

中医学术何时才能在百家争鸣中，在经验积累、固化、沉淀过程中回归理性、严谨、逻辑、本质、普适（适合普遍的学者医者和普遍的患者）；何时才能还中医界一片清朗、一片清净！

鉴于此，本人学术上倡导兼容，坚持参合自然，努力从经典、经方以及各代中医学术和临床大家、当下中医同仁的思想和经验中钻研、求索和总结本质性、规律性的诊治思想；在慢性疑难杂症的诊治过程中，注重中医哲学方法论的探讨和实践。经多年理论和临床之积累、充实和完善，基本形成了自己的学术思想和诊疗体系，核心就是

"天人合一、对立统一、动态平衡、一气周流"思想下的"辨机论治观",以之指导临床,普适性强,疗效显著。

一、天人合一观

天人合一,就是人类作为天地自然的一员,生命律动和自然规律或节律总是保持一致、统一、和谐而息息相通的,此乃人之首要生存条件。人类一切生存、劳动和发展、创造之活动,都要符合自然规律、天地大道,顺之者昌,逆之者亡。人类健康活动、医者诊治法则也毫不例外地要以天地自然规律为最高旨归。这就要求除了医者自身和指导患者在为人处事上要敬畏自然规律、在生活起居上要顺应自然演变外,在诊治的同时还要注重考量患者和自然的关系是否和谐,对自然规律的顺从度如何,以及气运因素对患者个体的影响,包括考察患者生活习惯、生活与工作环境、患者的体质因素等。个人认为,这些"体外因素"皆应该延展归于"天"的范畴。本人更喜参自然之象、自然之理以启中医诊疗之思维,如把人体中的癌瘤和河流中的岩石相比,确定了以时时"流通气机"为基础的治疗思路。曾以《癌瘤就是体流中的"岩石"》为题,发表文章于《中国中医药报》,引起了各地不少同道同仁的共鸣。天人合一观,应该是医者诊治的首要根据和患者注重的首要事项。一个患者在诊治的同时,如还继续违背自然节律,即使再对证对机的治疗,疾病的痊愈也是问题。一个健康的机体,如长期违背自然规律,则其身体出现问题亦是迟早的事。

二、对立统一观

对立统一观，也就是对立统一规则，是自然规律的根本。从一个角度而言，所谓对立统一观，就是任何一种运动、一种事物皆是由一维或多维对立方向上的物质和能量共同协调作用而形成的。其中，一个方向上的物质和能量为运动的主要方面，另一方向者则起"支点"或制约效应，二者缺一不可，才能保持正常运动的协调平衡，即动态平衡。

以人体而言，机体生态中各类阴阳元素（如表里、气血、身神、温凉、虚实、升降、出入、结构和功能等以及机体和自然等）的对立统一，才构筑了人体生理健康状态；同样，人体之病因到病变以及病理过程中，无不是"正邪"双方对立统一作用的结果。故在分析病理病机时，不仅要考虑内外病理因素对机体的影响和破坏，还要考察机体本身的自调功能这个积极主动因素和病理因素对抗、以及对病理缺陷代偿所引发的变化；涉及到治疗，就不可一味以压制和对抗、消灭为能事，而要懂得顺势而为，充分保护和扶持患体自调、自理、自愈之功能。中医的治疗过程，也正是方药（还有其他治疗方法）和病证病邪之间、方剂中各药物之间对立统一作用的过程。

"对立统一观"思想于经方中体现最为广泛，也最为恰当熨帖；经方中可谓处处蕴涵着"对立统一观"思想，其运用境界可谓炉火纯青（如小柴胡汤、半夏泻心汤等大多数经方）；还有非常多的中医大家在处方时非常注重对立统一药能的运用和实践，只是没有作为常规的普遍的指导思想而提到重要的中医哲学方法论高度而已。岳美中先生强调用药须动静结合，山西已故名中医门纯德先生治疗神经衰弱久久不寐之证，经用养阴、安神、镇静方药效微者，则适当加益桂附一类兴奋之品，而效果遂显。此皆对立统一之药能的生动体现。善用"对立统一药对"出神入化而值得一提的是，民国京城"四大名医"之一的施今墨。"施氏药对"名震医界，其弟子有专著总结提炼，大家可以参阅学习，这里就不列举细述。需要指出的是，其药对组成法则是一阴一阳、一脏一腑、一气一血、一寒一热、一升一降等而表里兼顾、虚实合参，体现了开阖相济、动静相随、升降相宜、正反相激的用药艺术，将中医"阴平阳秘""以平为期"之博大智慧表现得淋漓尽致，其实正乃"对立统一观"思想于其方药中的生动展现。

本人常把"对立统一观"作为常规而自觉运用到学术研究和临床诊治过程中，在常规辨治基础上，根据证机恰当而巧妙地在处方中运用单维或多维方向上、主次力量对比适宜的正反"药能"，如温清、补泄、升降、出入、动静等等，相反相成，广泛运用于临床各科慢性疑难杂症的治疗中，取得了令人满意的效果。"对立统一观"在中医学术上的提出和研究，在临床运用中的实践和总结，不是一个"反佐"之法所能涵盖，应该是对包括经方在内古今不少医家之如此思想在方法论角度或哲学高度上的提炼和升华，应该具有高境界的中医学术价值和临床意义。一可消除药能和病邪之间有可能发生的格拒反应；二可减轻或消除一些不必要的副反应；第三方面，更为重要的是，可使整体方效的发挥更为充分和彻底。

三、动态平衡观

"对立统一观"应该是诊治的常规手段，相对于患者，所达到的效果应该是机体"内生态"的动态平衡。机体"内生态"的"动态平衡"，是机体内外、阴阳气血以及机体内脏腑本体和功能等之间协调平衡的生理状态，更重要的还有新陈代谢的动态平衡：一为畅达机体本体如脏腑经络及其他生理结构（如皮肉脉筋骨）再生和代谢的"生生之道"，疏通生理物质（如气血精津液等）再生、再分配和运行的通路（正道）；二为打通病理产物（如痰湿水饮郁淤瘀等）代谢的通路（邪道），最终升降出入、阴平阳秘。局部生态和某类系统如生机不达、气机不畅而动态平衡失调，则该部或该系统的新陈代谢郁遏，久之病理产物淤瘀积聚、本体再生推陈亦为抑制，此往往是一些慢性疑难顽症尤其是代谢性疾病以及癌瘤的病理基础。

四、一气周流观

机体"内生态"的动态平衡有时是局部的、相对的、低水平的、暂时的，如两个相关脏腑之间、一个系统之间、一类功能程序之间以及健康机能低下状态下的平衡态、代偿性的病理平衡态等。而机体"内生态"动态平衡的最佳最高状态，就是高水平的"一气周流"。中医诊治的最终目的就是使机体达到"一气周流"或相对"一气周流"而"生生之气"畅达的生理状态。"一气周流"就是天人合一基础上全身脏腑元真、阴阳气血、精气神运行有序、环环相扣、无有终始而保持高水平的动态平衡。本人以为，"一气周流"应该有物质态、功能态、神机态、信息态四类动态模式：一是阴阳之气于各脏腑系统间功能协调过程中的接续往复，即"脏气流转"（功能态）；二是生理物质如气、血、精、津液在经络、脏腑间的流通循环（物质态）；三是包括五志（神、魂、魄、意、志）在内神机活动之游藏出入的畅通无碍（神机态）；四是天人间气化信息的感应通合（信息态）。这应该是对清代黄元御"一气周流"学术模式的发展。本人在中医临床中，总以"一气周流"各类模式的畅通为最终目标，倡导而贯彻"中庸中和"思想，以疏通、调和、化解、扶持、培育、激发、透邪等"王道"法则，使寒热虚实等不和谐、不平衡以及郁淤瘀阻、积聚癥瘕等病理状态在机体建立"大气流转"的生态基础上得到相对或彻底的解决。临床实践证明，如此思想是可行的、普适的。

五、辨机论治观

把"天人合一、对立统一、动态平衡、一气周流"思想落实到具体临床诊治上，个人以为，"辨机论治"是关键。

"病"在中医角度往往是典型症状相同的一类疾患，如眩晕、咳嗽等，或以病位病理来确定的一类系统性疾患，如伤寒六经病；在西医往往是依据微观指标或结构功能变化来定"病"，如高血压、糖尿病、心肌梗死、脑梗死、炎症类等。中医的"病"要么有相同的病位，要么有相似的核心病机，西医的"病"则大多有相同的微观结构和指标的变化。

"证"在大多医者心中的常规意义，乃特定个体在特定时间和特定地域（也就是特定时空）下的主要病理状态概括，不同的患体不同的"病"可有相同的"证"；而以"天人合一、对立统一、动态平衡、一气周流"思想为考量工具，既高瞻远瞩（宏观整体）又探微索隐（微观精准），如此辨察所得"病"和"证"之核心机转、来龙去脉或微观变化共性规律，就是"机"。相同的"病"和"证"在不同的患体中既有不同的"个性机"，但又有相通（同）的"共性机"（如糖尿病的核心机转和微观变化在中医角度就是水谷精微物质代谢和敷布不畅而失却动态平衡，这个就是"共性机"）。"证"以主要病理状态言，比较表浅和局限；"机"以宏观和微观两方面之内在机转和共性规律言，比较本质和系统。可见，辨证和辨机既有同一性，又有较大差异。

　　辨机论治，就是在辨病辨证的基础上，在"天人合一"的"背景"下，以"对立统一、动态平衡、一气周流"思想为衡量工具，继续考查追索病证发生发展在宏观整体和微观变化两方面的内在机转、来龙去脉以及核心矛盾、共性规律，然后再以上述四要点为旨归，来确定相应的治疗法则和方法方药。如此之"辨机"，就直入病证之本质机转规律，既系统全面又精准精细（具体到经方运用，本人因此而提出经方"方机对应"的观点）。这样的辨机论治，既涵中医固有的宏观整体系统思维，又可创新中医自身的"精准诊疗"。

　　可见，"天人合一、对立统一、动态平衡、一气周流"既是"辨机论治"的工具，又是"辨机论治"的旨归。

仝小林老师曾在微博中这样说："中医在几千年里，由于思维和条件的限制，长足地发展了以辨证论治为主要手段的个体化治疗；但同时就存在一个严重的缺陷，即在把握疾病规律基础上的群体化治疗。由于传统上，每个医生看的许多疾病，缺乏统一的诊断标准，难以对一个同质的疾病，进行大量的、系统的观察，难以把握疾病的规律，也就缺少针对群体的治疗方案。我们不能不承认，这是中医的短板，是中医的欠缺。因此，在个体化的传统基础上，基于现代医学的疾病诊断，从中医的角度，重新认识疾病的规律，重新对疾病进行分类、分期、分型，从而找到群体化中医治疗的规律。在群体化治疗基础上，再个体化治疗，中医就会大大发展。这种基于现代医学疾病诊断的群体化中医研究，不是老问题，而是新问题，不是西化，而是重大发展。"个人觉得，这里面就含有从宏观和微观、个体和群体、个性和共性两方面着手的"辨机论治观"，值得借鉴。

需要强调的是，"辨机"最佳的途径就是四诊合参，还要参合西医的一些检查手段。脉诊虽然重要，虽然有时可以起到"一脉定证"的作用，但脉诊绝对坐不到"包打天下"的地位。如纯"一脉定证"，临床出问题是迟早的事，于此大家一定要有清醒的认识。

此外，本人于学术研究和临床诊疗中，推崇并时刻贯彻已故国医大师陆广莘老师的"生生之学"。陆老"生生之学"，其本人概括为："循生生之道兮，助生生之气；用生生之具兮，谋生生之效。"其意无非是，根据"生生不息"的自然规律，帮助和培养、保持机体的"生生之气"；运用令机体"生生之气"不断生发和周流的"工具"，谋求机体"内生态"生机不停、循环往复的效果。窃以为，"生生之道"于中医养生学以及治疗学方面最实在的意义就在于，遵照"天人相应"规律，通过培育、扶持、激发、保护人体自身的"生发之气"（包括时刻顾护胃气），并调动其自调、自理、自愈之功能而使患体重新获得健康。这个"生发之气"即陆老所言"生生之气"。

窃以为，从历史到当下，不管哪一种中医学术流派，其理论发展和临床诊治，如回归不到"天人合一、对立统一、动态平衡、一气周流"思想下的"辨机论治观"，就恐怕是有局限的；"天人合一、对立统一、动态平衡、一气周流"思想下的"辨机论治观"应该是衡量中医学术流派的重要标杆。

毓涵斋　负克强

2017 年 1 月 8 日

目录

诊治发微   001

  一、诊法体悟   003

    临诊辨证，最要凝神定气   003

    好一个"态"   004

    态脉相悖须当心   005

    症状和病情不一定成正比   008

    体质和病证的离合   009

    读舌   010

    舌色之辨   011

    黑苔分寒热   016

    玉样舌   016

    切脉之"切"义   017

    切脉不到一分钟所获多假象   017

    脉症合参方为准   018

    伏脉非绝脉   019

    脉大有余蕴不足   020

土虚气浮脉亦洪 020

脉大为劳 021

滑涩并现不为怪 021

温病的脉静和脉躁 022

寒"紧"热"紧"态不同 023

酒家脉象释 023

脉滞不同于涩 025

二、治法心得 026

中医治疗的几层境界 026

对证、对机为主，对症、对病为补 026

交通阴阳是"窍道" 027

解郁压和内亢的长久之策 029

疏达于降逆之先 030

"郁压"解，脉转柔 030

中医治疗之"软着陆"和"温和复苏" 031

培土和松土 032

"固体"和"运转" 032

底盘不稳 033

温阳五法 035

通阳和扶阳 036

通阳不在温而在"通" 038

治抑郁症重在通阳　　　　　　　　　039

叶氏的"通补阳明法"　　　　　　　040

"细节"并非是小节　　　　　　　　042

阳虚湿浊不可过于辛香和淡渗　　　043

猛火烤则"冰山"迸　　　　　　　　043

"耳聋治肺"和"鼻塞治心"　　　　044

孤邪法　　　　　　　　　　　　　　044

温病不可略导肠　　　　　　　　　　045

霸道和王道　　　　　　　　　　　　046

"王道无近功"和"王道近无功"　　047

开补门　　　　　　　　　　　　　　047

觅破瘤之道　　　　　　　　　　　　048

脾之所喜　　　　　　　　　　　　　049

治肝总归是"舒肝"　　　　　　　　049

欲除之先提之　　　　　　　　　　　050

入口即吐，邪亦发越　　　　　　　　051

生鹅血治噎膈　　　　　　　　　　　052

宣气之法　　　　　　　　　　　　　053

"通因通用"治老痰泻　　　　　　　054

蜡匮巴豆丸泻冷积　　　　　　　　　054

路遥看中医　　　　　　　　　　　　055

孟英救误，波澜起伏　　　　　　　　055

治下肢水湿之病需要升起来　　　　　056

三、多维辨证法　　　　　　　　　　058

没有哪一种单维辨证法是最高的——兼论

"多维辨证法"　　　　　　　　　　058

同患、同证而辨异、治异　　　　　　061

临床有时不按"常规逻辑"来　　　　　061

四、临证思辨　　　　　　　　　　　064

个中滋味唯自知　　　　　　　　　　064

机和证　　　　　　　　　　　　　　065

表证的实质、分类和方药　　　　　　066

从"指甲隆起变黑"到"高血压、糖尿病"再到

"辨机论治"　　　　　　　　　　　067

从一例顽固性咳嗽的诊治看辨机论治　072

理胃阴肺气，消"地图舌"患　　　　079

癌瘤是体流中的"岩石"　　　　　　081

人体内也有"堰塞湖"　　　　　　　083

局部阳气不通是癌瘤的核心病机　　　085

患癌去世的最终因素因人而异　　　　087

整体局部各有偏　　　　　　　　　　089

中医如何看待西医病理现象　　　　　090

中医治愈“糖尿病”不是神话   092

应追究“三高”的中医学本质   096

“隐晦”的脾阴虚证   097

易忽略的“隐性”阴亏   099

体质和体力   100

“空鼻症”于中医可称“鼻痿”   100

“瞑眩”的辨别   101

“气血漫（倒）灌”   103

疑难病证诊治之“波折”   104

日光性皮炎就是个“二火相引”   106

从吗丁啉说中西治疗之异   107

因势利导不是总对   108

“相似人群”的共同病理证机   110

风温、湿温同中有异   113

土德   113

虚恭   114

屁从子户出   115

中医真不是慢郎中   116

老年性疾患须终身调养   116

热炼必生痰，治热须化痰   117

“三伏贴”一定要辨证   117

便秘的证机和治法 118

夏季气短肾不纳 120

少阳胆虚证 121

也说"膀胱咳" 122

"头汗如血"案析 122

叶香岩论杂病之精华择录（摘叶案中叶氏案语） 124

辨证、辨机是关键 125

会诊一例重症肌无力患儿 128

从白虎汤治袁枚重疟说起 133

明医不总明 135

中医应对传染病就是"以不变应万变" 136

方药妙道 139

一、处方 141

一张处方的高低 141

学方须掌握方之内在精神 142

方格的刚劲和柔和 143

方构之美 144

"三补丸"非补药 144

七味白术散不唯幼科用 144

好仁不好学，医家之大忌 145

黄昏汤 146

止嗽散——止嗽化痰一佳方 147

好一个"六一散" 147

全真一气汤——自在机杼，大雪无痕 149

半夏白术天麻汤 150

防风煮散 151

加味连苏饮 151

升阳益胃汤——脏器脱垂之佳方 152

生化汤 154

二、用药 156

治"湿、痰、饮"用药宜细分别 156

柴胡劫肝阴，葛根竭胃汁 157

柴胡的效与量 158

"四黄"非惟"刚劲"之性 159

焦三仙"减肥" 160

谷食炭消谷食积 161

甘寒、咸寒之异 162

中药的智慧 162

野苋菜复明 164

"透邪转气"之良药——豆豉 164

夏暑良药——香薷 166

三焦之"叶" 166

中药"花会"阵阵香 168

中药"百子闹秋图" 168

中药"同类三配"了不得 170

一药量异效不同 171

人参分不了阴阳 172

桑、菊是凉肝妙品 173

葛根、花粉之异同 173

苏、连配 174

乌梅、木瓜和青蒿、白薇 175

乌梅的酸敛和酸腐 175

山楂酸亦泄 176

参须微养微通 176

茅根、芦根之异同 177

芦根这味药了不得 178

菖蒲、郁金化浊通阳之绝配 181

瓜蒌除热烦 181

经方中的石膏 182

水生咸寒之品 183

麻杏配和麻膏配 184

再说黄芪 184

麻黄、桂枝解表之异 185

有意思的"二仁" 186

黄连、石斛"厚肠胃" 186

中药"法象学" 187

桃花、柳絮入药趣谈 189

龟鹿二仙 190

龟板、鳖甲是动是静 190

刺猬治胃反 191

吹气如"兰" 192

石菖蒲的畅心和散心 192

枇杷叶的激浊扬清 193

冬虫夏草的效、灵、和、德 193

杏仁之用 194

九积和效药 194

白芍的入经和功效机制 195

生理与病理 197

　一、生理探原 199

营血之生非只水谷精微 199

五脏以"化"为功 200

"胃气"非只胃腑之气 201

太阳化寒水，寒水涵太阳 　　　　　　　　203

脾为阳气运化最健旺之阴脏 　　　　　　203

天癸解 　　　　　　　　　　　　　　　204

健康人不存在经络穴位吗? 　　　　　　204

二、**病理求真** 　　　　　　　　　　　　205

中医病理中的"窗口"和"短板"效应 　　205

可怕的"电脑手机病" 　　　　　　　　206

余邪和伏邪之异 　　　　　　　　　　207

劳力和劳心 　　　　　　　　　　　　209

"感冒"有真假 　　　　　　　　　　　210

虚寒体质者施以外治须审慎 　　　　　210

郁气也伏藏 　　　　　　　　　　　　212

当下尤须重伏邪 　　　　　　　　　　213

痰并非只是脾生 　　　　　　　　　　214

人体的形神状态类似"三种皮球" 　　　216

机体的"气稳态" 　　　　　　　　　　217

小儿肝常有余吗? 　　　　　　　　　　217

土虚木乘泻亦吐 　　　　　　　　　　218

《伤寒论》脾约证 　　　　　　　　　　219

丝绸之路病 　　　　　　　　　　　　219

"肌肤甲错"非皆为血瘀 　　　　　　　221

正火邪火面面观　　222

脾火和胃火诊治之区别　　231

"膝至足寒"须及早调治　　233

风和风药　　234

风邪致病需深究　　235

耳鸣就是"风"声　　235

"内风"种种漫分述　　236

郁、淤、瘀　　237

肾脉（络）瘀阻　　238

汗之异常有总因　　238

"冬伤于汗"没有错　　241

遗精之事　　243

汗和精的同一性　　247

内奸易招外邪　　247

寒热皆可凝血　　248

痉之义　　248

肺金和心火的关系　　249

不敢喝凉性饮料者，未必脾胃寒　　249

怕冷而衣厚者亦非皆阳虚内寒　　250

口腔溃疡有时是阳气旺减的标志　　251

患者霍然，医者发狂　　252

脏偏和志偏 252

五更泻的病理本质 253

运气实践 255

一、运气推衍 257

《运气学实践与应用——冯献周门诊实录》序 257

云雾不精，邪害空窍 261

从自病说"气" 261

当下君火较盛之气 262

运气使然 263

话说"三伏" 264

"气运"就在眼前 265

气运因素对人体影响的选择性 266

甲午六之气 266

二、参运以防（养） 268

"桑拿天"养生茶 268

"桑拿天"防治"仙"方 268

四仁茶 269

"一参二叶三仁茶"预防冬温 270

预防雾霾之害分燥湿 271

今冬防霾方（一参二梗四仁方） 272

明春养护分个体 272

解暑养心茶 273

解暑养心粥 273

一皮四叶茶 274

三、参运以治 275

"秋郁"浊逆生晕厥 275

桑杏汤合贝母瓜蒌散化裁治秋温 276

气运扰血经复来 277

气运直催"癔症"发 277

会诊 278

平木散火愈顽咳 280

平木散火愈顽痒 281

诊治发微

一、诊法体悟

临诊辨证，最要凝神定气

清·王学权云："医家临诊辨证，最要凝神定气。如曾世荣于船中治王千户子头疼额赤，诸治不效，动即大哭，细审知为船篷小蔑刺入囟上皮内，镊去即愈。"其孙王大昌言其子孟英儿时患足趾焮肿胀痛，疡科治之益剧，日夜啼哭不止，其妻涤去敷药细审之，乃剃下短发一茎刺入甲窍，镊出遂愈。孟英云："凝神定气，惟心小胆大者能之；忍辱负重，惟智圆行方者能之。不如是，不足以为明医。如临一大证，学识不足以当之，则宜举贤让能，不可蚊负以债事……故非凝神定气之心思，不足以辨疑难险恶之大证；无含蓄坚韧之才力，不足以负扶危持颠之重任。"我们临证时做到了吗？

2014-2-4 14:18

好一个"态"

因、症、病、证是中医学诊断体系重要因素。因者，发病因由也；症者，证候，乃包括客观舌象、脉象和望、闻所得表现及患者主观感觉症状在内的全身异常反应；病者，于中医学实为患体最主要、最突出的一个证候而已；证者，以内在病理机制为依据而对疾病予以不同之分型，亦即证型也，乃对特定患体、特定病理"时空"病机状况的高度概括。同一种病于不同的个体可有不同的证；不同的病于同一个体可有相同的证。除此以外，窃以为"态"作为患者另类表现，亦应纳入诊断体系之用。但有人以"态"作"证候"解，不确也。

态者，勉强可作"状态"解，乃患者进门或落座时医者一眼"望"过去或听闻到患者内发"气息声响"时，而在医者心目中对患者精气神等深层次状态的总体感觉和感应，包括身态、心态、精态、气态、神态等。这个"态"之把握，医者不光用眼、用鼻，更主要的是要用"心"来感应，通过和患者建立"信息通道"来获得。有功力、有经验的医者，常在与患者目光对接的瞬间即能感应到其之"态"，并于心中闪现出治法方药来，且往往效若桴鼓，此即程门雪先生所言通"灵"，实乃医者工夫、功力达到一定境界时的灵感升华，是客观存在，非为虚妄矣。

"态"不仅可作为诊治之参照，于有经验的医者，通过这个"态"还可对患者病情轻重及预后转归有所把握。为了诊治之精准和佳效，对"态"之捕捉和运用，医者完全有必要作为努力方向，此乃高境界中医者的必经之路或必得之果。不过，需要提醒的是，"态"有时受患者本人心气、信念、信仰、毅力以及生活、工作环境等因素之影响，和病情轻重、病机本质不相符合，具有"迷惑性"，故医者须时时不忘"四诊合参"之综合诊断手段，一般医者更不可以"通灵"或"医者意也"而感觉用事以为偾事之举矣。2013-7-13 22:49

深圳曾庆明："态"可理解为临床中的一种直觉心悟，它是深厚理论和丰富经验的结果。在诊治病人时，中医者心灵的升华，能迅速地浓缩辨证论治和因机脉证的理论思维过程。越是有实力的中医越易冒出心悟的火花。它具有中医特色和优势，与西医的逻辑推理比，它具有反逻辑性思维。2013-7-15 22:46

态脉相悖须当心

　　态者，个体"内生态"的外在反应，包括精气神状态。当一个患体的脉象示有严重病证而其外在状态相对比较好时，医者就须当心了，宜须向患者或家属交代清楚严重性。

上周初，一乡间老妪来诊，虽其"主诉"为头晕痛、耳鸣以左侧为甚，并言其坐车兼步行而来，精神精力尚可，但其在落座的瞬间，余即觉得老妪还有更严重的病证，一者觉其有重病"气息"，二者观其面色白中隐青。余在切脉前即问其是否还有心悸、气短、胸结闷之症，其言素有，然于走路劳动后较显，并言其在家还干着常人体力活。余切脉后心中既有惊又有数矣。其右脉躁疾动滑弦，左脉滑疾弦（疾者，已远超数脉）。以表象言，此乃阳脉，实则已近于脱脉耳（西医"心衰"无疑）。观其舌，瘦小淡暗少苔；患者言尚有左侧颈项酸困、左眼磨涩流泪、口干苦不欲饮、易感冒、眠差、食少等症。此证当少阳少阴合病，表象少阳重少阴轻，实则少阳轻而少阴近脱矣。但治疗绝不可忽视少阳，少阳不畅则少阴难回。余疏柴胡桂枝汤合施氏调气饮（薤白、枳实、桔梗、杏仁）及生脉饮加葛根、三七粉以治，并向其交待了病情严重性，叮嘱须严格休息，并笑言，不然说不准哪天就走了。

今老妪服 7 剂后来诊，言头晕耳鸣、目疾、颈项酸困等症大减近失，心悸、气短、胸闷亦好转，饮食转佳，切脉弦象消失，然躁疾动象减而继存，知少阴危象未除也，亦知非一时所能稳固焉。便又以人参归脾汤合桂枝汤重用参、芪，再加煅龙牡、山茱萸、酸枣仁化裁继进，并予其重新强调了病情严重性及休养严格性。

此案脉象阳极已近于脱证，和患者外在状态却并不相一致，于经验不足之医者则具有一定的"迷惑性"；如劳力累加到一定程度或有其他诱发因素时，则稍有不慎即会撒手人寰，乃非危言耸听耳！医者遇之，切切当心矣。但脉轻态重之证可能就是相反的情况了。2013-7-3 23:53

炜炜 _ 道来：学习！如遇此种，真要小心慎重。请教老师，此种态脉相悖是否在脉与症之间也有内在联系呢？ 2013-7-4 07:40

贠克强：脉和症肯定有内在联系，但脉和态有分离者，即如此证。"态"往往受个体心气心态、思想精神、生活工作环境等影响较大。2013-7-4 08:35

低碳至美：感动，蛛丝马迹尽收眼底；钦佩，抽丝剥茧功力非凡；反思，我会是那个"她"吗？ 2013-7-4 09:04

Saw 斯基："师曰，脉病人不病，名曰行尸，以无王气，卒眩仆，不识人者，短命则死；人病脉不病，名曰内虚，以少谷神，虽困无苦。"（《伤寒论·平脉法第二》）2013-7-4 00:24

贠克强："脉病人不病，名曰行尸。"常言"好人病榻卧，死人大街行"。2013-7-4 08:42

林氏中医 _ 林树元：症可以骗人，但脉永远不会骗人。只有摸不出来的脉象，分析不出来的脉理，但没有所谓"与证不合"之脉。"舍脉从证"是我们对脉理认识不到位，但这正是其精髓。2013-7-4 09:35

贠克强：我发案例皆以临床所经所验为依据，皆本着交流和分享之心。如此案，有言余以"感应"自炫，非也。如果一个患者在你面前落座时你感觉不到其"气息"，不观察或观察不到其面色神态，这样就算实在了吗？患者的脉象长期躁疾弦劲，脉率超过 110 次 / 分，你能认为没大问题吗？这时候，经验和临床功力还待加强啊！2013-7-6 00:24

症状和病情不一定成正比

症状显隐和病情轻重不一定成正比，这个情况于人到中年后所患慢性病较为多见，尤其是中年后一些所谓"亚健康状态"。人体"内生态"代偿机制相当强大，当一些功能性疾患逐渐发生直至发展到器质性病变时，由于代偿机制水平的不断提升，使得"内生态"总处于"病态（低水平）平衡状"，如此则病理程度虽重而外部症状总不明显。明理并有经验之中医以舌脉便可知也。2014-4-4 23:44

负克强：虽症状不重，但如脉象弦劲失柔，伴舌质暗滞甚而瘀青者，则须引起足够的重视。如人过中年而有此象，则为邪浊郁遏、气血不和、阳不煦阴不濡之证，于西医多预兆心脑血管或代谢性疾患伏藏。如此病证调理，即使于中医高手，其疗程亦以年计矣。2014-4-5 00:14

体质和病证的离合

体质是本，病证是标。王琦体质"九分法"、黄煌"药人"体质说，皆针对这个相对稳定的"本体质"而言。然于临床，体质和病证时合时离（合时二者属性相近，离时二者相反），且于急性病证言，分离的比例更大。这就要求临证时须标本兼顾，如但凭体质于当下则往往南辕北辙。2014-7-14 16:11

鹿鼎大帝：当年胡希恕先生反对体质论，就是这个道理。2014-7-14 19:48

灵猫法师：体质学说比较适合初学，或西学中。但入门后应当更进一步，停留在体质学说上就没出路了。方证对应比体质学说更进了一大步，因为体质学说没有对应的方法，不解决最终目标；方证对应较好地解决了这个问题。

2014-7-16 08:29

【标热本寒舌脉知】一女，言时时"上火"，刻下眼红口苦，溲带皆黄，外阴痒，舌青淡胖大、豁然齿痕，苔薄白，左脉濡略滑，右脉沉细缓弱。此患症显肝胆郁热，舌脉则见脾肾本寒。治宜散标热顾本寒。暂施以自组方：柴胡、法夏、茯苓、白鲜皮、地肤子、苦参、益母草、车前子、茵陈、芥穗炭、炒白术、桂枝、炙草，3剂。患者今来复诊，肝胆湿热症悉除，然舌脉似前，遂又以温通之剂治其本

焉。2013-12-18 11:45

飞过江湖：负老师，舌脉一派湿寒之象，用这个方子不要紧吗？2013-12-18 13:40

负克强：无妨，已顾及到了。方内有半夏、炒白术、桂枝、芥穗炭、炙甘草等一干药，起温通运化之功，况《内经》有"有故无殒，亦无殒也"这句话，此虽言妇人妊娠有病的情况，但临床上还是适合其他各科的，即病可抵消对等的方药之性。从此患复诊来看，确实是这样的。2013-12-18 15:00

林氏中医 _ 林树元：次第井然！先剥开表层标热，后温化本寒。如果换我可能没这耐心，绝对直接上乌梅丸。嗯，或者是麻黄升麻汤。2013-12-18 15:40

读舌

中医大夫看舌象应该跟西医大夫读片一样精细，在自然光下从舌尖到舌根、从左到右、从质到苔、从舌面到舌下脉络，甚至可精确到一个点；舌苔须辨底苔（本苔）、浮苔（标苔）、染苔之别，以发现细微的异象，结合部位以及其他证候分析其机理。当然，伸舌时间长了，舌色会有变化。解决办法是：发现舌色有变后，让患者回纳，恢复本态后再伸舌，可如此反复数次，直至获得全面并精细的信息。我临床多年如此，患者均非常配合，从未有厌烦之感。我常给学生讲，要这样学会"读舌"。常见有的中医，只要患者一伸数秒即可，恐怕只看了个大概。但愿中医人皆把舌来"读"，且"入舌三分"。2015-11-26 10:32

佛手 Andrew："读"脉也需反复。2015-11-26 12:25

天行健—地势坤—君子当自强：还是贠师严谨啊。我父亲在本地中医看病，看舌头，就瞟一眼，类似程序，连零点几秒都不到哦。吃十几副药也无效。2015-11-26 12:47

grandviewer：有的就是瞟一眼，更多留心的是化验单的指标。我亲见有带手套切脉的。2015-12-6 16:10

三元之乡：舌伸出来久了患者会不自然，医者当集中精力快速扫描，信息贮存于脑中，在写病历时回放。不该看看写写。2015-11-26 11:23

中医刘建松：能合色脉可以万全，想做个好中医就应该耐心诊治病人，不可图快而草草了事。2015-11-27 14:12

舌色之辨

舌色除正常外，一般反映寒热两方面的问题。

从红、绛、绛紫到干黑（火极似水）一般代表热邪循卫、气、营、血、髓逐层深入，多见于温病或瘟疫；从淡、淡暗、淡青到青黯则一般代表寒邪循太阴、少阴、厥阴逐经深入，多见于伤寒或杂病。

红、绛、淡、淡暗、淡青、青黯为临床多见，个人经验，如病证单纯的话，则基本符合上述舌证对应之论。但临床上千万不能这样对号入座，因为疾病的复杂性不是按照单角度理论而发生、发展的。

临床上"四诊合参"而得出最全面、深刻、本质的辨证结果是最重要的。例如，舌质、舌色往往反映的是患体"本"（体质状态、基础病证等）的证情，而舌苔则常常表现其"标"的证况。而单靠舌质、舌色、舌苔也不行，还要结合证候、脉象、病态等全局统筹方能达到辨证精准的目的。

有言，舌色青或青黯，是进重症监护室（ICU）的征象，但余临床每每遇及，如多年心脑血管病、慢阻肺、肺心病、糖尿病中后期、癌瘤中晚期以及其他一些慢性顽固重疾等，然这些患者当时绝大部分可以自己一个人来回就诊，皆无厥逆之状，更不用说要进重症监护室了。

此外，一见到这样的舌色，不可断然定为唯阴寒内盛之证。诚然，舌青或青黯是阴寒内盛表现之一，但临床往往不是这么单一；或许，证候、脉象，甚至舌苔则表现出还有阴虚内热或痰湿郁热为标的一面。这样的情况，临床较多见，可以说举不胜举。此时如仗着一个舌质、舌色，而单纯施以大辛大热之剂或以其为主的话，其后果恐怕如"干锅烈火"一般，此绝非危言耸听矣。

这些道理，皆为余多年临床经验而来，对于常临证之中医人，有浅显之嫌；但为着中医初学者避免辨证施治时执其一端而意气用事，故又啰嗦了一番。2013-12-18 00:49

磨中医：现在能来看中医的多是证情复杂错综，克强老师此番用心良苦。脉舌上都不能见一象而主某证，确实临床真言。2013-12-18 09:47

贠克强：不敢称真言，但都是从临床上来的。只有多诊治各类病人，并结合实际病例说话，才不是空喊，才不误人误己，这是我微博谈医弘道的原则之一。2013-12-18 10:49

【上实下虚两经方】一花甲男性，身高貌壮，自诉心脏病多年。刻下疲乏、气短、胸闷，双膝酸软并脚跟疼痛，舌青淡有齿痕、瘀点瘀斑，苔白腻厚，脉结代不调并迟缓略滑。此显为上实（痰湿瘀浊阻于上）下虚（少阴阴阳虚于下）之候，当然心之阴阳亦并虚矣。治以枳实薤白桂枝汤合肾气丸去丹皮加怀牛膝、三七、丹参。2013-12-16 17:54

成形之气：克强老师，请问其人寒至血瘀脉代，为何不用当归之温血，反用

田七、丹参之凉血？不用参附温阳补虚，反用平和生气之肾气丸？ 2013-12-16 20:26

贠克强： 丹参色赤禀少阴君火之气，专入心经，功兼四物，补血通瘀；三七微寒不阴，通瘀尤佳，且其有补虚之力，功近人参。此二味虽微寒，然与附桂相配，功擅心脉，通阳补虚，和营化瘀，温而不燥，通而不伤，比之当归配附桂，谁优谁劣？ 2013-12-17 00:20

贠克强： 参附汤阳多阴少，回阳救逆之功独胜，适于阳脱或阳欲脱之证；肾气丸滋阴温阳，阴中补阳，以阳运阴，阴阳互化，阳生阴长于潜移默化中，适于慢性阴阳两虚之候。你说，于此病中谁更适宜？当然，于此加用人参亦无不可，但六味绝不可少。2013-12-17 00:39

成形之气： 大寒之病不与大热，却言和谐。那附子在肾气丸中有 7% 吗？再加其他有 5% 吗？连济生肾气丸都无力，哪里能温阳呢？说田七有补那是你说的，其寒伤血之功非常药可及。还是当归温血为妥。本证宜附子汤加人参汤加当归四逆加吴茱生姜汤加薤白，去掉重复者。2013-12-17 00:35

成形之气： 病人舌青淡有齿痕、瘀点瘀斑，苔白腻厚，脉结代迟缓略滑，说明什么？ 2013-12-17 00:47

贠克强： ①四诊合参，本证不仅阳虚，也阴虚；不光涉心，也及肾；不光本虚，也标实。标实者，痰湿瘀浊阻上。虽是重病，但属经年慢疾，现不至脱。②方药选准了，则其中各药剂量在于医者。比如附子，只宜温通，量不可大。③观你所开之方，恐燥热过甚，即使加大归芍量，亦觉与本证不符。2013-12-17 09:04

成形之气：我可以告诉你，只要见青舌，便可一票肯定为阴寒内盛。你好好学辨证吧！2013-12-17 09:28

有琴舒歌：本虚标实时，只有去掉盘踞的实邪，补药才能为人体接受，要通补不能蛮补。补阴药走得慢属于加燃料，温阳药走得快属于吹空气。用 @**成形之气**的方子恐怕热与痰瘀胶结更伤阴血。贠老师的方子通邪开瘀药攻而兼补，补虚固本药补而兼行，恰能扶其生生之阳。三七兼补更是本草和现代实验都认可的。2013-12-17 10:08

成形之气：你空以对空地说这话似乎不错，但你面对的是一位阴寒内盛者就错了。你知道舌青说明什么吗？ 2013-12-17 13:23

成形之气：舌青并厥逆病人大多在监护室里，中医恐怕少见。其实这病只有中医能活一些，但病人早已找上西医。2013-12-17 14:17

陈医病 meistlyandmls：是的，几十年来只见过两例青舌，阴寒昏厥在医院重症监护室，靠吗啡、杜冷丁止痛度日，大多阳脱阴泛，死于医院。2013-12-17 15:11

陈医病 meistlyandmls：无证的野医、黑医、游医，对此青黑老干晦舌还是退避三舍好，免得惹来事非。2013-12-17 15:15

贠克强：【复诊】该患者服 10 剂药后，疲乏、气短胸闷及膝软、脚跟痛消失，活动度大时心悸明显，舌淡有齿痕、瘀点瘀斑变淡，苔转薄，脉虽结代，但较之前程度减轻且见稳态。继遵原法以治。2014-1-10 10:10

黑苔分寒热

黑苔并非皆"火极似水"，或就是"水"。黑苔有寒热之分，鉴别除证候表现外，尚在舌质和苔之燥润。如舌红苔干，当内热烁津；如舌淡或暗而苔滑润，当水来克火，或火证过投寒凉而转阴矣，天士曰："舌黑而滑者，水来克火，为阴证，当温之。"如舌绛红而黑苔润，则乃热入营血耳。2014-10-5 00:13

玉样舌

《三湘医萃·医话》中有一篇名"玉样舌"者，作者言"病人舌干无津，舌面光滑，有如两条白玉纵呈于舌心两侧者，名'玉样舌'。此阳明燥矢内结之证，宜用承气辈下之"，并举其早年所遇并误治如此一病例。据其意，玉样舌乃舌面呈白色且干涸无津、光滑如玉石者。余临床未遇也，同仁们见否？ 2014-10-6 14:05

色思温：我见过，其人每天吃 4～5 块雪糕，导致脾胃虚寒，治此症一在温阳，二在排积。2014-10-6 17:59

切脉之"切"义

萧龙友云:"中医诊病,以望、闻、问、切为四要诀。望着,察病人之色也;闻者,听病人之声也;问者,究病人致病之因也。三者既得,然后以脉定之,故曰切。切者,合也。诊其脉之浮、沉、迟、数,合于所望、所闻、所问之病情否?"萧氏之意,四诊以"切"为后者,一为"切合以证",二乃"一切而断"。结合临床,此言不虚。"切"功之要,非体悟不可知;"切"功不够,则欠缺大焉!

2014-4-20 23:14

切脉不到一分钟所获多假象

根据自己多年临床经验,切脉开始一分钟内,患者多因应激性紧张而心神波动,即使患者面色从容,但此刻所呈脉象多"杂乱"不稳而为假象,根本反应不了患者真实的内在病理状态。一般切脉一分钟后,患者脉象才完全平稳下来而现"真容"。切脉不到一分钟者多在做样子! 2015-2-10 12:10

國醫東方：同感，共勉！我诊脉要 5 ~ 10 分钟。新病人 10 分钟左右，老病人不低于 5 分钟。更要静心，以体会到病人的呼吸为度。2015-2-10 12:27

三元之乡：我总先让病人坐下话病史，让其先静心，5 ~ 6 分钟后才摸脉，也花 4 ~ 6 分钟，有时还得重新摸。2015-2-10 12:58

长江 41006：同感。许多患者认为看中医就是切脉，一来就伸手。我一般也先切一次，然后问诊，等问诊清楚后再仔细切脉。左手摸了右手，右手摸了左手，来回捣腾，相互对比。和第一次相比，脉象多平缓。2015-2-10 13:14

脉症合参方为准

诊一女，先切脉，但见沉濡细缓兼涩，暗忖乃虚证耳。然观舌红、苔黄腻厚实；问其苦，言咽痛一月，遇凉及夜晚尤甚，视之咽红。脉症一合，余脑即跃出定见，当春季湿温证矣，而非虚也。乃木升湿淤，腐热缠绵，遏阻清位。脉"虚"者，乃邪阻气血不流之象。除甘露消毒丹，尚有更为适合之方欤？ 2015-3-19 12:17

智美善林氏中医养生堂：伤寒当湿温，辨证相反。2015-3-20 04:16

avenuetree："咽痛遇凉及夜晚尤甚"，若温病，当遇凉及夜则缓或解，怎会尤甚？窃以为伤寒。2015-3-20 09:02

页克强:【复诊】咽痛几消,苔转薄黄,脉转滑。如以伤寒治会怎样? 2015-4-1 17:05

Saw 斯基:耿鉴庭老先生认为,咽痛是"一阴一阳结而起",其理论来源于《内经》。入夜感凉,郁结加重,当然就咽痛加重了,据此理论,耿老创立了名方"丹栀射郁汤"。2015-4-1 18:25

Saw 斯基:《素问·阴阳别论》:"一阴一阳结,谓之喉痹。"要宣郁散结,一般反佐辛温开散,故湿温证用药大法为辛开苦降,辛宣其闭,苦泄其热。若苦寒太甚或感寒遇凉,则生湿阻、凉遏、寒凝、冰伏诸变证和坏证,赵绍琴老之心悟也。2015-4-1 18:33

伏脉非绝脉

《归砚录》云:"若客邪深受,气机痹塞,脉道不能流通,而按之不见者,名曰伏脉。此为实证,与绝脉判若天渊。偶遇伏脉而不亟从宣通开泄之治,则脉亦伏而渐绝矣……大实之候,误作虚治,滋腻妄投,径尔塞杀。死于病乎? 死于药乎? 可哀也已。"真乃理实、情切、心诚之呼也。脉伏而因于实邪滞塞者,临床既可见于急重之疾,慢性顽固久患之病亦可见之,不可不细细究辨耳。2013-12-13 11:02

脉大有余蕴不足

黄元御言："大者，有余之象也。于其有余之中，得其不足之意，则脉之妙解，而医之至数也。经所谓大则病进者，别有玄机，非后世医书阳盛阴虚之说也。"黄说符合临床，但非"至数"，也无"玄机"，"阳盛阴虚"亦其一因，而临床更多见于机体"内生态"阴阳正邪冲突或气泄阳浮之机。2014-11-25 23:08

【胃燥胃饮融"一炉"】老妪，胃阴亏耗，胃火逆冲，口疮烧痛，10年顽疾；又因渴甚，饮冷无度，胃饮渐生，痞坠干呕，食欲全无，便秘溲黄，肌肉渐削，舌红裂纹，苔腻剥相间，脉左弦细、右滑大。真乃燥、饮融于一胃，各自为患。滋清则助饮，化饮又增燥，遂以玉女煎（石膏、熟地、麦冬、知母、牛膝）、猪苓汤（猪苓、茯苓、泽泻、阿胶、滑石）、甘草泻心汤（生甘草、半夏、黄连、黄芩、干姜、人参、大枣）合而斡旋，服25剂病乃愈。2015-5-18 17:18

土虚气浮脉亦洪

脉洪或大者，多以为热，然临床时遇此脉而见气短乏力、短精神者，询之多食饮不健。此乃中焦土气虚亏不固伏致上焦金火浮越矣。自然界，万物皆根于土、固于土，直至化于土，人体类之。脾胃虚馁不固，则心肺之气浮越而现脉洪大，此又跟东垣气虚阴火有别，补中益气汤原方固非所宜也。2014-11-6 18:13

脉大为劳

《金匮》云："夫男子平人，脉大为劳，极虚亦为劳。"这里的"平人"，非真正健康者，当指形体表面平和之人；劳者，虚劳之患。脉极弱为劳，司空见惯；而脉大为劳，临床亦为不少矣。不管男女，如脉大异常，则多伴乏力体酥，此非正旺邪盛，实乃房劳、心劳、体劳有过而致气阳虚浮耳。2015-6-24 17:49

滑涩并现不为怪

余临证时遇同一患者，一侧脉滑一侧脉涩而并现者。据临床辨证经验，如左滑右涩，则多为阳分淤滞而阴分浊热，或阳分虚寒而阴分郁热；如左涩右滑，则阳盛阴亏，或热邪伤津，或阳邪遏阴者多见。当然，此乃整体而言、相对而言，确切的、局部的、具体的证机还须结合其他三诊及个体而辨。2014-3-6 18:26

林氏中医 _ 林树元：说实话，我时不时会在寸关尺同一个部位上同时摸出"滑"和"涩"两种脉象，一个是往来滑利，一个是往来不畅，就像一个脉位上同时见到迟和数两种脉象一样，矛盾而不可能。但我的手指告诉我，这绝对就是滑中兼涩，郁热烁津耗血而瘀滞嘛。2014-3-6 23:02

贠克强：有啊！就是滑中有涩，好像滚过的珠子有纹似的。2014-3-7 12:24

温病的脉静和脉躁

治疗温病，一般情况下，汗后脉静身凉为顺证，脉躁身热或脉躁身凉为难治。但于伏气温病，汗后亦多见脉躁，则不可视为逆也。此乃伏邪未尽，因汗引而"出巢"之象，正如孟英所言，剥蕉抽茧，层出不穷，不是一次发越所能完成，需缓搜缓疏，直至邪净脉静。在这个过程中，阴津补充至关重要。2014-4-16 11:19

贠克强：举一反三，于伏湿之治，如舌苔不见转薄而反现加厚者，则应辨清是否乃伏湿蒸发之象，如此，亦不应视为逆也，而需守法守方继续蒸化。

林氏中医 _ 林树元：当年爷爷初行医时，在乡间治一高热病人，予白虎汤后大汗出，突然一身冷、神昏嗜睡，一时慌了手脚，忙请老师来看，师脉必，谓："此温病热退后，脉静、身凉，为向愈之机。"后果不日而痊愈。这个医案，爷爷念叨了一辈子。2014-4-16 17:09

寒"紧"热"紧"态不同

《伤寒论》201 条："阳明病，脉浮而紧者，必潮热，发作有时；但浮者，必盗汗出。"可见不仅太阳表寒，阳明里热也有脉浮紧。然阳明浮紧，乃实邪郁热外突而不得之表现，跟太阳浮紧之机自是泾渭。故同为脉紧，其态势亦有别矣。寒紧如拔河扯绳之拘紧，热紧则如拨弦弹指之抬紧。2014-5-8 11:54

酒家脉象释

长期嗜酒之人，如无他因而脉见数大者，则邪热生焉；如脉濡中带滑者，则湿热缠绵焉；如脉滑躁而小洪者，则痰热秽浊、郁腐胶着焉；如脉弦躁者，则肝不任负荷而躁急也；如脉弦细者，则肝阴已亏、肝体已损也；如脉弦紧近革，则肝肾阴精大亏、肝体近萎也；如脉革而芤，则精血殆尽矣！ 2015-2-10 17:23

祈望那一天： 贠老师，促脉是代表躁急还是数中一止、止无定数啊？有的医家说促脉是着急的样子，不一定是数中一止。您怎么看？脉革而芤，还有得治吗？（2015年2月10日 18：14）

贠克强： 促脉就是急促之象，有时也伴随节律不匀。脉革而芤，如为青年人长期失精所致而无器质性病变者，或许可以救治，但如为脏器功能衰竭性病变遇之，希望就不大了。2015-2-10 23:33

【酒毒烁阴、蒸腐、淤血，害莫大焉】 琼浆美酒，用好了，乃养生佳品，然嗜饮无度，则化酒毒，乃致病催命之"白无常"也。26岁小青年，乃真酒家，日豪饮，近因寒热盗汗、咽涩痒而恶心干咳、痰带鲜血丝（咽炎）来诊。脉见弦滑躁紧，舌象见照片（略）。此乃酒毒烁阴津、蒸腐浊、淤血络之证，病已缠绵、根已深固耳！ 2015-2-28 22:45

贠克强： 此患舌质紫暗、舌苔厚腻积腐、舌前宽纵裂纹、舌后有大片脱苔。舌象很能反映问题。遇到这样的舌象，即使患者年纪轻、证候轻，但病根已固，且各病理因素互为牵扯，治疗棘手，疗程不短。一定要给患者交代清楚，让其须有足够的思想认识和准备。2015-2-28 23:28

王天民针灸：贠师博文之脉象有点凌乱，愚以为嗜酒者伤肝，肝脉见弦，弦脉如纫线，滑脉如珠潜，躁脉见豆旋，紧脉如绳牵，不知四种脉象是否醉了？怎么会同聚寸口？ 2015-3-2 20:49

贠克强：从理上说，这几个"哥们"聚一块儿难，可我好像遇上了，可能弦弹、紧绷、滑利、躁急"几哥们"都醉了，情不自禁难分难解呢。2015-3-3 0:35

贠克强：治则：养阴、稀释、化浊、通络、泄毒；处方：熟地、当归、法夏、橘络、茯苓、麦天冬、百合、杏仁、厚朴、枇杷叶、桔梗、射干、瓜蒌、芦根、炙草。复诊：患者服 10 剂后，咽痒消，衄止，恶心、咳逆、盗汗大减，积腐苔转薄，光剥处生苔，脉较前略有柔和之态。方机对路，继原法以前方出入，嘱戒酒、淡食。2015-4-2 12:11

脉滞不同于涩

涩脉，乃经典脉象之一，形象之描述莫过于"轻刀刮竹"者，多见于阴亏血涩或血虚不畅之证。余多年切脉经历，发觉又有脉滞一象，非涩脉所能代，其虽医籍少载，然客观存在。其象为指下觉整个脉体滞呆不灵而无滑利之感，不像涩脉之脉表擦指矣。滞脉当与滑脉相对，多见于邪遏之证耳。2015-2-27 17:57

二、治法心得

中医治疗的几层境界

初级：对症治疗，方药只是针对症状，效者少；中级：对证治疗，针对证型，比较机械，效者 50% 左右；高级：对机治疗，针对证之本质和机关，能较恰当处理主次、多维、天人、流通、阶段、对立统一等众多问题，追求巧妙和艺术，效者 70% 左右；化境：丝丝入扣，了无痕迹，效者 80% 以上。2014-8-2 14:42

中医刘建松：对症是刚刚入门；对证已读好"仲景"；对机已悟"仲景"；化境已悟透"仲景"？我何时能悟透"仲景"呢？ 2015-3-11 20:44

对证、对机为主，对症、对病为补

业界有对症施药和辨病论治之学术，又有单以脉、以舌定候而施治者，亦"对症施治"之类矣。在针对主要矛盾角度上，此不失为"实在"治法之列，但总宜以对证、对机为要。如因肺热下迫而腹泻者，此时之泻为肺热之出路，若只虑及泻症而不主清泄，则泻止然喘逆生焉。故窃以为对证、对机为主而对症、对病、对因、对体为补，方为稳健之治。2013-12-28 00:07

【一"心悸"数"经方"】一前一后看了两个"心悸"患者，一为胸脘胀闷，痞满呃逆，舌淡苔白腻泛黄，脉左滑、右弦紧略沉，乃痰热郁浊、胸阳遏阻之证，治以枳实薤白桂枝汤合小陷胸汤；一为身惕肉瞤，呃逆体重，不欲饮，舌淡齿痕，苔白腻滑，脉弦紧略躁，乃气化不利，水气凌之患，治以苓桂术甘汤合真武汤加生牡蛎。二患今同来复诊，心悸均大减。各继以原法原方进治。2014-6-12 17:25

交通阴阳是"窍道"

　　阴阳两虚兼夹湿浊郁气是临床上难治证之一，温阳则燥热，滋阴则困阳，阴阳双补则湿浊郁腐尤甚，化浊散郁则阴阳双损，全面照顾则更难周全。余多年临床经验发现，此类病证后面尚有一个最根本的关键证机，就是：阴阳不交、气化不畅。故治疗此类病证，交通阴阳、畅达气化当是首要一步，可获初战告捷之效；待阴阳交、气化畅后，方可行对证施治之策，如此则可冀步步为营而收全功。至于交通阴阳之方药则视病证主要部位或所涉脏腑、具体证候之不同而有差异，此则有赖于医者自己临床以及掌握方药的功力甚而悟性了。2013-7-4 22:51

素娃 forever：最近遇到多例。我首先从调全身气机入手，把上热引到下面，效果很好。但在后面的调理阴阳、巩固过程中还是会感到有些分寸难以掌握。2013-7-5 16:38

Saw 斯基：气化者，亦流水不腐、户枢不蠹之义也。2013-7-11 01:02

化冰為水：碰到这样的病人，我一般二话不说，足三里下针，调一段时间脾胃再说。2013-7-5 17:40

【交通阴阳诸剂】和通营卫者，桂枝汤；交通表里者，小柴胡汤；调通开阖者，祝氏过敏煎；交通上下者，半夏泻心汤；交通心肾者，交泰丸；交通阴阳者，乌梅丸。2013-7-8 16:02

林氏中医 _ 林树元：嗯，我来加一个。交通咽腹，麻黄升麻汤。2013-7-8 16:37

解郁压和内亢的长久之策

不管因何种病理因素，机体内郁（淤、瘀）久的局部或脏腑内，则定有郁压；有郁压，则定有内亢。于此，"镇压"只是危险时的权宜之计，常用则恐有"反弹"之变；而柔之、疏之、泄之、通之、畅之、引之、导之、化之、解之方为长久之策。2013-7-10 17:28

【化浊宣肃血压回】中年女，高血压多年，西医对症治疗无效。刻下头痛头晕，眠差，口苦，舌青淡，苔黄腻积腐，唇暗，左脉按之滑紧，右脉按之滑劲而大，血压 180/110mmHg。证乃湿热腐浊，络阻气血，郁压高紧。治以化浊宣肃，调气通络即可。疏蝉衣、僵蚕、姜黄、杏仁、厚朴、郁金、菖蒲、杷叶、夏枯草、橘络、远志、茯苓。服 10 剂，各症几消，血压 130/80mmHg。2015-5-18 11:51

Saw 斯基：头晕痛、眠差、口苦，脉紧有力而大，气机不畅，郁滞内盛之候也；舌青唇暗，气机痹阻，血行不得反其空耳；苔黄腻积腐，脉滑而大，痰浊壅塞。以升降散调气机；郁金、枇杷叶取《温病条辨·湿温》宣痹汤之意，苦辛宣通，合杏仁、厚朴、茯苓以分消上下之势；菖蒲、远志化痰浊，开心窍；半夏、橘络涤痰通络。2015-5-18 12:27

负克强：窥尽吾意。2015-5-18 14:46

疏达于降逆之先

冲逆之证，多因郁压和虚奔所致，治宜疏达为先，大气渐转，实处散，虚处填，冲逆之机已去大半，尔后略兼平冲降逆，便是事半功倍；如但知平冲降逆，必激发反弹，而冲逆更甚，或阴阳散脱，根基坍塌，以致病进或有意外之变，既变而救补，恐为时已晚。此自非危言耸听，医者当须识耳。2014-7-13 00:34

土生金金生水水生木：已经充分领略到了重症郁压和虚奔的冲逆力量，势如洪流，须分闸泄洪，否则必决堤，阴阳散脱往往在数日之内。2014-7-13 04:25

Saw 斯基：师论之要，一气周流也。夫大气一转，其气乃散，亦实者散、虚者填之义，其如南水北调尔。是乃解郁压而转气，兼佐平冲以息奔，直折则恐败矣。2014-7-13 09:23

"郁压"解，脉转柔

郁压者，乃因阳郁邪（热、寒、湿、痰、饮、瘀等）阻、气机不通而致脏腑内、或经脉络脉内、或三焦膜隙内、或皮肉筋骨间、或整个机体内产生无形之"压力"（跟西医血压、腹压等有别）也。

有此郁压者，多于相应之脉部见为弦紧刚躁之象；如解郁减压方药对证对机，十数剂即脉略转柔象，即使舌象、症状变化不大。2014-3-17 16:20

【泄浊解郁血压平】一男患，高血压多年，服中西药无计而效式微。刻下：面红，头晕，胸闷泛酸，口干苦，口味重，舌暗红，苔白腻厚，脉弦滑刚躁，血压150/110mmHg。乃阳郁浊阻，升降失司，郁压内急，疏以小陷胸汤合升降散加菖蒲、郁金、天麻、钩藤、杏仁治之，嘱停西药。服15剂，诸症消，脉略转柔，血压135/85mmHg。后逾一月复诊而血压平稳。2014-3-17 17:00

大猫咪 2874970345：前辈，升降散的用法，我一直觉得很奇特不解，包括我看我的老师用也是。您可否点明一下？ 2014-3-17 19:56

负克强：只要是热浊如湿热、瘀热、腐热、温热等郁阻于气分、血分，或上、中、下三焦致气机升降失司者，皆可以升降散一用。2014-3-17 22:56

中医治疗之"软着陆"和"温和复苏"

"软着陆"和"温和复苏"是经济学术语，言经济须平稳过渡才是安全之策。这个规律同样适合中医治疗之效果。对有一定病程的顽固疾患，如果中医治疗的效果显现过于急速，就恐非是好事，或许是假象，因整体生态变化不是循序渐进、稳扎稳打，而是跳跃奔突、后劲不续，故佳效之"昙花一现"就极有可能了。2013-11-22 15:45

培土和松土

农家须不断侍弄土地，使其总是保持生机和活力，而方式方法则无非在两方面下工夫：一是培土，即给土地定期或有计划地施肥、注水；二是松土，即在适当时机以耕挖或耙凿形式来疏松板结之土地。中焦脾胃乃人体之土，欲使中土保持活力，除了不人为予其加压负担外，亦一培一疏耳，余无他矣。2014-2-8 17:17

"固体"和"运转"

固体者，固摄机体也，主要针对以体虚为主的病证，具体之法当以补虚固摄为主；运转者，运转气机也，主要针对以邪实为主的疾患，转气以化邪为其治法之重。

中医治病，追求或保持机体"一气周流"固然重要，但亦因人、因证而论。

对体弱正虚为主之证，如主以"运转气机"之治，则恐有虚风逆厥之变，此正如一架内虚不实、架构不稳的机器，不动则已，而一旦运转则必倒无疑。天士言此"中流乏砥柱坐镇，致狂澜滔天耳"。故于此之治，"固体"为主，但"运转"不可或缺。

相反，对体盛邪实为主之证，"运转"为主，而"固体"亦为必要。随着一架机器高速运转、机内的污油浊屑被清除，就要及时加进去所需动力和润滑之油。

当然，于体虚邪实之证，则须"固体"和"运转"同步并施矣。

2013-9-20 23:59

底盘不稳

问："老师，有些患者中上不畅，但好像没有肾虚的症状，您为啥还加用养肾的药？"答："地盘不稳啊！"问："此说怎讲？"答：就是下元虚亏。问："因何而知？"答："双尺脉沉而细弱或虚软。"问："如果不用这些药会如何？"答："会'翻跟头'或'下虚难支'

的，具体表现为头晕欲倒或腰膝酸困之象。故无论如何，要在确保"底盘"稳固坚实，或者把"底盘"稳住填实的状况下，才可以在上面"折腾"；要不，上面还未"转"起来，或虽然"转"起来了，但整个机体就"摇摆不定"或者"翻倒了"。2013-11-6 22:26

南斗尊者：稳住下焦，肝肾为本钱，只要本钱在，就能扛住折腾，否则头重脚轻，容易一朝倾覆。2014-12-3 16:49

【益气聪明汤寓"稳底盘"之意】中虚清阳不升、邪浊阻络所致耳鸣耳聋者，《东垣试效方》益气聪明汤（芪、参、葛、蔓荆、升、芍、柏、草）是不错选择。黄芪、人参、葛根、升麻益中气升清阳，葛根、蔓荆子、升麻散邪、化浊、通络；最可圈可点者，当为芍药、黄柏之用，黄柏入肾坚阴，芍药入肝和血，二者稳肝肾"底盘"，牵温升之气。此点深会东垣之意者未见矣。2014-12-12 17:31

Saw 斯基：下元未稳，擢之即成脱症矣。是欲升其清，反助其逆。将养其气，尽劫其精，得无败耶？ 2014-12-12 23:21

土生金金生水水生木：江山坐稳。2014-12-13 08:28

温阳五法

1.温潜法：温阳药和潜镇药并用，如潜阳丹以附子和三甲（牡蛎、龟板、鳖甲）类配伍等，引火归原，导龙入海，适宜于水寒于下、阳浮于上之证，即"水寒不蓄龙"耳。

2.温滋法：温阳药和滋阴药并用，如金匮肾气丸等，阴阳双补或阴中求阳，适宜于阴阳两虚或阳亏之证。

3.温通（疏）法：温阳药和通利活化药并用，如苓桂术甘汤、真武汤、苓甘五味姜辛半杏汤、麻附细辛汤、当归四逆汤、桂枝茯苓丸、柴胡桂枝汤、阳和汤、五积散等。温阳而利水化痰，活血通络。适宜于阳虚阴寒，气化不畅而水饮、痰浊、血瘀内停，甚而积聚癥瘕之证。

4.温清（泄）法：温阳药和清热解毒泄浊药并用，如薏苡附子败酱散、小青龙加石膏汤、乌梅丸、半夏泻心汤等。温阳而清热解毒，泄浊化结除痞。适宜于阴阳互结，寒热夹杂或阳亏之体而有湿热邪毒之证。

5.温敛法：温阳药和涩敛药并用，如桃花汤、乌头赤石脂丸以及附子、干姜配酸枣仁、五味子、山茱萸等。温阳敛阳固阳，或取温而不散、温敛合度之意。适宜于阳亏而有浮越之象，或阳欲逆脱，或虚寒滑利不禁，或阳亏神不守舍之证。2013-7-19 12:08

【肾虚风水，温滋疏化】64 岁男，眼脸、身皆肿痒，身强痛，疲乏气短、腰困腿酥数月，中西更医数而乏效，舌淡红，苔白略腻，脉浮弦紧而缓。此内而肾虚，阳化不利，阴精不濡；外而风水，风因水郁，水因风流。治宜益气疏风于外，温滋化运于内。疏以防己黄芪汤合肾气丸去附子加葛根、木瓜。服 5 剂，痒去、肿消、痛止。2014-5-6 18:19

通阳和扶阳

是不是"通阳"比"扶阳"的适用范围更广，更有理论和临床价值？是不是"通阳"比"扶阳"的局限性更小一些？各位同仁和票友可以讨论一下。2013-9-26 23:30

通阳不在温在利小便，这句话就可以理解出通阳的范围更大。2013-9-27
00:53

中医中一： 通阳是扶阳的手段，扶阳是通阳的目的；用阳化阴谓之通阳，阳
生阴长是为扶阳。2013-9-27 06:12

有琴舒歌： 通阳通的是三焦之阳，扶阳扶的是命门之阳。三焦是气血水谷升
降出入的途径，命门是五脏真阴真阳的总根。通阳是一种手段，扶阳是一种
理念。通阳不止是利小便，扶阳不止是用附子。但治病总要以三焦畅达方能
药达病所，然后再视情况可以先通后扶，也可以只通不扶，待其阳自来复。
通阳自然比扶阳范围要广。2013-9-27 07:11

虎虎生微： 不知先生说的通阳与扶阳有何明确定义？个人理解，当今温饱不
缺，阳气郁闭更应受到重视。不过通阳与扶阳倒也不能绝对对立的吧？通之
中加些补药倒也正常。2013-9-27 09:22

贠克强： 有的博友或许没有深入了解中医流派的学术背景和临床实际，故觉
得这个问题特低极。有必要补充一下。扶阳者，多以"阳虚"（并不局限于
命火肾阳）为病证根本，治法方药多不离温阳，有者姜、附量甚大；通阳
者，则总着眼于阳气（包括全身之气机）是否畅通周流，温阳只是其中之
一，但量多不大，注重个"通"字。2013-9-27 12:33

芋头微波： 通法恐怕范围会非常大。食、气、积、痰、饮、湿、风、寒、瘀
皆可碍阳、扼阳、蒙阳。2013-9-27 14:04

通阳不在温而在"通"

　　说到通阳，多想到温通之法、之剂，实乃通阳不在温而在"通"。只要能促进气机流通或疏化病理产物以消除气机运行障碍的方法、方药，皆为"通阳"之法、之药。温通、寒清、辛开、苦降、淡渗、泄（泻）下、行气、活血、利水、祛湿、化痰、除痞、软坚、散结等，皆为通阳耳。2013-9-22 18:19

中医唐云：还有句话，通阳不在温而在利小便。临证千万不能因患者有畏寒而武断地认为阳虚而处以温补之品。如舌苔厚腻、脉滑或弦或涩者，常因湿邪内阻、阳气不能外达而类似阳虚，此时当祛湿利小便。偏于寒者，五苓散之类；偏于热者，三仁汤之类。2013-9-23 11:24

【阳郁营瘅不安腿】古稀老翁，罹患"不安腿"多月，每夜半则小腿难受、心烦异常，甚则脚踝冰冷，然晨起时多汗，食则逆反，食欲食量减，小便时不利，舌青淡、苔白腻积腐略干，脉弦滑紧。此中枢升降不畅致阳郁营瘅、煦濡不及、远络燥急之证。夜半阳潜深而症甚，晨起阳郁不摄而多汗，邪浊中阻则食而逆反，气化不达则小溲不利，舌脉皆为邪浊中阻、阳郁躁急之象。方疏法夏、白术、枳实化浊畅中降逆，四物汤养血和营，木瓜、牛膝趋下养阴和络缓急，远志、夜交藤安心神、交阴阳、畅节神；尤为重要者，首选干姜、白芍、甘草三味，乃仲师治阳郁营亏"脚挛急"之定法也。翁服 5 剂症减，10 剂而安。2015-5-12 17:39

治抑郁症重在通阳

一中年女性中重度抑郁症患者，于余处诊治已大半年矣。基本证机乃阳亏之体而阳郁气滞、浊阻胸脘以及心脑神窍，而阳郁最为紧要，故余一直以通阳解郁排浊之略贯穿始终，并叮嘱家人予以无微不至之关爱。阳通自旺。迄今，患者已胸脘开阔，精神转佳，患脉由沉濡涩滞转为滑利有活力矣。2015-5-27 18:36

【抑郁症的"格拒"现象】发现中医治疗抑郁症会出现一种现象，就是于治疗早期，方药对证，一些个体总会出现严重的"人药格拒"现象，但只要方药对机，就会逐渐减轻直至显效。究其因，乃初期患体气机郁结极为紧实，药气不得入，二者遂相激、相争而现"格拒"之象，或吐、或胸脘更为结闷等。此时少经验、少定力或对病机心中不了了者会措手不及。如果医者认证精准、用方对机、有自信和定力，可在取得患者或家属信任的基础上，采取适当方法，使药病逐渐"磨合"而相应，徐图缓攻，循序渐进，直至药气"不经意"间而攻入气结之中。此时方药治疗就有点水到渠成了。2015-6-3 12:05

温柔的烽火狼烟987：嗯嗯，老师大赞！刘绍武老先生用调神汤治疗抑郁症时也提到了诸多这种反应，甚至有初期用药不效，续服一段时间后才诸症大减，是一个量变引起质变的过程。不过真的需要医者胆大心细和仔细的临床观察啊！2015-6-3 13:13

贠克强：对，是一个量变引起质变的过程。2015-6-3 14:45

叶氏的"通补阳明法"

于经方融会贯通，能"敲骨吸髓"，吃透其精神魂魄而不泥于其表、其形，运用随心所欲、出神入化者，余服叶氏天士矣。仲师有经典泻心法，天士于半夏泻心汤中撮出人参、半夏二味，再加茯苓同用，定为"通补阳明法"，于胃阳伤损、胃气不行、痰水横逆者佳。认定经方须原汁原味者当思之！2016-9-22 17:36

迈克极品狼：补气强胃、升清降浊、补而不滞，是为通阳明！2016-9-22

18:49

温柔的烽火狼烟987：负老师，这个可不可以看做干姜人参半夏丸变方？

2016-9-23 07:30

负克强：虽然此二方仅一味之差，但通补阳明法之创立，其灵感源于泻心法，又作为泻心法之补充。2016-9-23 09:42

温柔的烽火狼烟987：用半夏辛开，人参以通为补、以升为降？还是？

2016-9-24 15:09

负克强：人参补胃气；半夏辛开化痰，茯苓淡泄利水，二者合而化痰饮，通阳气，再合人参通中有补，补中有通，于胃气伤损、胃阳郁遏而或痰饮停胃者宜，故云通补阳明。2016-9-24 18:28

大散关1221：看不出叶天士方子里有经方的痕迹。如果说有，也可以，但是太勉强了。2016-9-22 20:19

负克强：建议你只细细领会一下《指南医案》里栀子豉汤法（约有30余案）和泻心法（有60余案）即可（此仅经方运用一斑），当然栀子豉汤常加杏仁、瓜蒌皮、郁金，泻心法虽以半夏泻心汤随意化裁，但总不出"辛以宣通，苦以清降"大法。2016-9-23 09:33

大散关1221：组方的原则是相通的，你也可以说是经典方的加减。但加减的多了，还非要说那是经方，有些勉强。非要那么说，也可以。我几乎很少用经方，基本上都是自拟方。窃以为比经方好用，且药味极少。2016-9-23 09:38

坤承斋：研究经方不能拘泥于方药，应该站在法的层次把玩，比如泻心法在苦辛降泄，乌梅丸法在泄木安胃，大半夏汤法在通补阳明，这些经方的运用在《临证指南医案》中处处阐述发挥。叶天士对经典的认识比现在经方学家所谓"方证对应"高了不知几个层次，那位朋友说叶天士不通经方，这话绝对不能苟同。2016-9-23 09:53

卜素古医学一卜素子：能知香岩先生者不多，兄其一也。当今之世仍多是不精究方义、思维经典，或有一得便追逐名利，或狂妄自大以为天下第一。兄的踏实和深邃研究是我等楷模。2016-10-4 07:50

"细节"并非是小节

在确定治则和处方用药时，直奔病证"主题"之方法方药，被视为大节大法，而有些"敲边鼓"的"细节"，往往被忽略。

但"细节"往往并非是小节。

如寒性病证，医者首先想到的治则是温化，主要想到的方药是温药。其实，养血活血之法、之药对寒性病证的疗效大小和疗程长短也有至关重要的作用。而养血活血于寒证之治，医多归于细节和技巧。窃以为，这个"细节"并非是小节。试想，阴血的充养和温通对实寒化消或虚寒煦养会有怎样的帮助？这个道理在仲圣桂枝汤及其类方中可得到足够的证明，而清·叶桂则常于基础方药中不忘

加当归亦为验证耳。2013-9-22 12:28

阳虚湿浊不可过于辛香和淡渗

如舌质淡而苔白润或垢腻者，大多为阳虚而蒸化无力、湿浊浸积所致，法当温阳蒸化，则积湿自去。如此时只着眼于湿浊，而过用辛散香窜和淡渗泄下之品，则阳更伤，湿反不化且愈发厚重矣。即使阳郁而气化不及所致湿浊阻遏，辛香宣阳或淡渗通阳亦不可太过，太过又正伤不复也。2014-10-6 15:10

猛火烤则"冰山"迸

患者生活起居不慎而寒邪不断外侵或内生，寒津化"冰"，层层累加，则体内某处渐成"冰山"之证。如医者只以火热猛剂烧烤，则"冰山"外炙内冰，遂致"迸裂"，"冰火"并存，徒生棘手，如此者屡见不鲜。以少火假借时日缓消缓融，方为不二之治，余临床多验矣。切切之言耳！2014-4-26 22:16

"耳聋治肺"和"鼻塞治心"

"耳聋治肺"和"鼻塞治心"出自《素问病机气宜保命集》，清·尤怡有释，然不尽人意。人能听声者，外声之震，内气之应也。内应之脏，非清虚不能致，故非肺莫属矣。故耳不听，如耳道通，可调肺气。鼻塞者，不闻香臭也。人能闻香臭者，肺气之接应，心神之辨识矣。故鼻不闻，如肺通，则治心神。2014-11-9 17:41

孤邪法

当两种病邪于体内胶结难解时，可采取先化解其中一邪而孤立另一邪的治法，此即"孤邪法"。叶天士于《温热论》中曰："或透风于热外，或渗湿于热下，不与热相搏，势必孤也。"这是治疗的一种技术、技巧。然化解一邪后，多有证候之明显变化，如湿化热孤时，则多有热势反重之象，继清则热即去。2013-9-5 12:17

中医罗宽：多年来一直在体会叶天士《温热论》的精义。此论绝对值得反复体会，论中闪烁着思辨的精细和灵活的方法。2013-9-5 12:42

温病不可略导肠

温病，大肠秽滞乃其重要病理，然医者多注重于中上焦，于下焦肠滞则多有疏忽耳。

治疗温病，通肠导滞，使湿浊秽滞从魄门而去，则下通而上畅，一气周流，温邪无所凭据，既可缓病势急迫，又可防络伤血动，亦属"釜底抽薪"之法；即使大便稀溏，但若质垢黏腻、色深臭秽，亦宜通导滞下，通因通用。

早期，表邪未达时，可通表导滞，可以枳实栀子豉汤加玉片（即槟榔）、山楂、六曲等；肠滞略甚者，可加生军；若已成阳明腑实者，则急下存阴，以承气类进；若症已逾旬，燥粪紧粘肠壁，则非攻导所宜（攻导则损肠出血、变生他症），须护肠软坚、清热润燥、化滞缓导，可用黄连、芒硝、枳实炭、山楂炭、大黄炭、瓜蒌、白芍炭等，药后如矢气频转，则为肠滞下行之兆；如所下不尽人意，则不可躁急，宜小增剂量，或加用蜜煎导法。沪上大医严苍山"三护一防"（护脑、护津、护肠、早防）法中"护肠"即此谓也。如热结旁流、泻下稀水色深臭秽、扪小（少）腹有坚结数枚者，则亦需承气法矣。2013-7-24 11:48

老药铺：很多人都知道要利小便，因为在学校老师上课讲过；却很少有人知道通腑导滞，肺与大肠相表里，吴又可花了很大篇幅讲的都是承气汤。2013-7-24 15:05

霸道和王道

此乃中医治病的两种策略。霸道者，以雄猛霸劲之法和效专力宏之剂，攻其邪，挽其危，适宜急危重症，关键在稳、准、狠，掌握时机，适可而止，免生后患；王道者，以阴阳文武之略、温和协调之法和统筹兼顾之剂，调理治疗机体阴阳失衡的"内生态"，使其于潜移默化中回归新的动态平衡。2013-12-17 11:40

"王道无近功"和"王道近无功"

一言"王道无近功",又言"王道近无功"。

二者意义略有不同,但皆是针对一些顽固疑难慢性病之诊治而言。前者言"王道"之治于短期内不会有明显功效,后者则说明以一定疗程时段内而言,"王道"之效果近似"无功"——无功效。

这两句话的涵义在于:"王道"之功效皆起于患者之不经意间,潜移默化,润物无声。2013-9-5 18:31

开补门

患者确实是虚体、虚证,但对证补剂吃了一箩筐竟无济于事(多见于阴阳两亏者),而患者食欲、食量亦不差,相信有此经历的医者不少。为什么?窃以为,乃补门不开、"生生"之道不畅耳。饮食好,说明胃纳之力可,然不见得脾运佳。脾运困乏不振则生发不畅,补门自是不开。开补门之道,振脾运最为要紧。于此,《内经》和仲师皆以甘养温运之法而培育脾胃生发之力耳。2013-10-18 22:00

蒲伞 ing：哦哦，有些人说是"虚不受补"就是这道理吗？ 2013-10-18
22:47

负克强：此跟"虚不受补"有区别。2013-10-18 22:50

觅破痼之道

对一些癥瘕积聚之痼邪，破化之药屡攻而罔效，且愈攻愈坚，正如以夯筑基。如自以攻力不足而加药增量，乃愚医所为。于此，自古贤明大医另辟蹊径之法不少，有以畏反之药激荡者，有以同气之药诱使者，有以逆味之药分化者，有以透钻之药凿窍者，有以柔润之药软化者，有以周流之药刷磨者。余谓此，即寻觅痼疾之道矣。

2013-10-18 22:54

林氏中医 _ 林树元：这是心得之谈！阴沉而伏，阳浮而动，气之所积名曰"积"。不论其是何种有形之结，畏反激荡、同气诱使、逆味分化、透钻凿窍，都以调气为要着。气之所至，无邪不化。2013-10-18 23:13

脾之所喜

脾喜燥、喜温、喜甘、喜升、喜运。脏以喜为补，补脾无非以此数喜着手。2013-10-30 18:34

溜肩膀 123： 古人云"脾喜刚燥"，然脾有阳之不足，岂无阴之亏虚？临床脾阴亏虚者亦不少，若仍按"脾喜温、喜燥"施治，非但无效，而必偾事矣。2013-10-30 18:50

有琴舒歌： 简单来讲，脾阴虚是脾运化功能失常并见阴虚，胃阴虚是胃受纳功能障碍并见阴虚。滋脾阴所用为甘淡平药，如山药、芡实；养胃阴则用甘寒润药，如沙参、麦冬。治脾阴关键点仍在于顺脾之所喜，故用甘而远润，此理并不异也。2013-10-30 20:14

治肝总归是"舒肝"

肝郁宜疏，肝旺宜抑，肝刚以柔，肝躁以缓，肝热宜凉，肝寒宜温，肝虚宜补。疏、抑、柔、缓、凉等法实为泄肝，而温、补实为养肝。不管泄肝，还是养肝，则总归是舒肝。舒者，非疏也；舒

者，非唯泄，非唯养，乃泄养和度，令其舒适耳。2014-2-20 12:03

Saw 斯基：舒肝，即让肝处于其正常的生理状态，发挥正常的生理功能。肝气要调达，否则生郁化热；肝阳要温煦，否则虚寒用怯；肝血要濡养，否则肝枯木槁；肝阴要柔润，否则亢逆急躁。顾全四者，讵有不舒之理？2014-2-20 12:38

【舒肝化饮治奔豚】一女，因事惊悲后觉气常于小腹、胃脘、胸咽处及右胁下攻冲者两月，脘痞呃逆，舌淡暗有瘀点，苔白腻厚，左脉滑促，右脉沉濡略弦。辨为气郁浊阻，以柴胡疏肝散合调气饮化裁治之，5 剂无显效。二诊辨为肝燥血瘀、饮停气逆之奔豚证，治宜舒肝、化饮以缓冲，遂以奔豚汤（仲师奔豚汤：甘草、川芎、当归、半夏、黄芩、葛根、白芍、生姜、甘李根白皮。余以川楝子易甘李根白皮）合苓桂枣甘汤加苏梗、厚朴化裁治之，5 剂而病去十之八九矣。2014-1-13 23:06

欲除之先提之

欲除邪之紧实，可略提托令之松虚，而后施缓药徐泄，既事半功倍，又于正无伤，乃除坚邪之妙道耳。于政治，欲除一贪腐祸乱之坚固山头圈派，可先提拔其首之职，使其离位，断其操控施压，令其组织防守松懈，后即一一剪除党羽，直至陷除党魁。此异曲同工者，源于政治生态和人体生态一也。2014-12-28 00:06

中医思维修行者： 看贠师把治病除邪之法用于治理组织，恍然自己原来对治理方面的欠缺，或许这正是我 2015 年需要修行的！ 2014-12-31 10:19

入口即吐，邪亦发越

痰湿体质有桂枝证，即使融疏化之品，亦不可稍见甘，但见即吐。一同事本痰湿体质，唯余方调治有效，他医皆不受。近新感，内有痰湿，外而桂枝证，余以疏化痰湿之方合桂枝汤并小其剂，并加内外交通之品。不想，汤药入口即吐，然不多时桂枝证消。虽反，然借吐以发越，激将法也。2015-3-19 11:41

【中病之药】 王孟英于《归砚录》中曰：“要知中病之药，不必入口而知，闻其气即喜乐而欲饮；若不中病之药，闻其气则厌恶之。故服药而勉强若难者，皆与病相违者也。经云：临病人问所便。此真治病之妙诀也。"孟英所言，于临床委实存在（尤其是患者对"不中病之药"之感受），但非绝对矣。2013-10-17 16:32

【"药香"只有患者知】李克绍老曾治一急性胃肠炎吐泻、药入即吐的患者，以伏龙肝煎水泡服，"一大碗混黄水，病人一口气喝下，竟未再吐。病愈后，患者追述说：'那药真香。'"李老因言："伏龙肝味香，正常人是体会不到的，这只有在胃气大虚的情况下，才能觉出味香。"可见，如患者闻着药香则更好。2014-7-14 17:51

仓春瑞医师：克强兄早！久违了。其实人的口味会变的，如此，则对外界气味的感觉同样会变。故我也常嘱患者煎药时最好在边上，药味也有治病之效啊！如兄言，对慢性病人可能更好。2014-7-16 07:21

生鹅血治噎膈

读中医古籍，载以生鹅血（或生鸭血）治噎膈（食道癌瘤）而痊愈者数处。当代湖北张梦侬治多种癌瘤亦喜用此法，其治一例确诊食道癌，嘱宰断鹅（或鸭）颈后，即令患者口含鹅颈饮其热血，五七日一次，并配合以其他中药对证治疗，几个疗程后，病灶竟消。只是这个方法有点残忍，如果有效的话，可另想办法，在不杀生的

基础上取血。2013-7-27 19:48

两不沾慕少艾：好像在《冷庐医话》里见过，竟然有人实践，值得研究。
2013-7-27 22:48

中医小刘：张氏疗疾，常在辨证施治的同时予以民间单方验方另服。他治癌瘤主以清热解毒、软坚散结为法，治噎膈尤为喜用鹅血、仙鹤草。2013-7-28 15:32

慕卢行者：云南老中医来春茂的方法，是用针管抽大白鹅的血五六十毫升，趁热喝，7天一次。这样不用杀生，且省钱。鹅至少两只，轮流抽血。
2013-11-6 21:34

宣气之法

《重庆堂随笔》（清·王秉衡撰，其曾孙王孟英评注付梓，乃王氏祖孙四代之学）曰："治疫之法，惟清热、解毒、宣气六字为扼要，而宣气尤为首务，未有气不宣而热能清、毒能解者……宣气之法，不但用药为然，如衣被宜洁净，饮食宜淡泊，卧房宜宽绰，窗户宜开爽，侍人勿杂，灯火少燃，清风徐来，疫气自然消散，反是则热气、浊气益为疫气树帜矣。"可见，宣气之法，除药物之内宣外，患

者生活环境、起居及饮食的宽松清爽及淡泊，当属外宣也。此真卓然识见耳！2014-1-7 23:20

"通因通用"治老痰泻

痰泻者，腹泻而泻下物夹有胶黏冻物状者。顾名思义，此证当肠中蓄有痰浊而秘别清浊、传导腐秽功能失司所致。老痰泻者，乃肠中长期伏有顽痰而久泻矣。治此亦当通因通用，即剥痰泄浊耳。《冷庐医话》载名医周公望以礞石滚痰丸3剂治愈一患者30年老痰泻之证，乃通因通用之广焉。2014-7-23 18:52

中医范儿：学习了！由此想到二陈汤加减治疗痰证腹泻、白带与此相类。妇科刘云鹏用苍白术、二陈汤加升麻、柴胡以燥湿化痰、升清降浊，治疗痰证白带，见胸闷呕恶、腹坠带下等症者。2014-7-25 14:13

蜡匮巴豆丸泻冷积

蜡匮巴豆丸（出《本草纲目》），就是巴豆一味，用蜂蜡做皮而封固起来，一粒豆一丸药。这样巴豆到胃时因蜡皮封裹而不伤胃，到肠才完全化开，则热化泻下肠中之顽固冷积，治痼冷之顽泻而效佳。《本草纲目》载李时珍以之治痼冷顽泻而愈者达近百人之多。痼冷顽泻者，久泻如白冻，或谷食不化，不臭而腥，肢冷脉沉细。

2014-7-25 11:13

路遥看中医

路遥病，庸医言虚，参、蛤、芪并上，即喉肿而水难下咽，胸憋痰堵，然无一丝出。地区最高党政官派员携其拜陕西中医大佬张鹏举。张观舌，一笑，使遥于镜自鉴，惊见舌如焦炭。张曰参杀人无罪，遂疏生地 50g，硼砂 0.5g 二味。遥一服下肚，竟有绿黑老痰累累出；继调汤丸，遥体渐复。然张逝，悲乎！2015 年 3 月 16 日 18：29

孟英救误，波澜起伏

读孟英救误之案，常令人有击案欲吼之举，可谓波澜起伏、峰回路转、柳暗花明。如温补过度，以致热伏诸经或积痰蕴热、胶固不开，孟英接手便是一番通宣清化，于是大泻胶腐秽浊，臭韧异常，或全身发疮而出黏稠脓水，继则症消身和，孟英再以清养收功。不唯救误，他案亦过瘾耳！ 2015-4-15 16:40

治下肢水湿之病需要升起来

人体排邪的渠道，无非是出汗（腠理）、呼吸（气道）、呕吐（食道）、小便、大解、虚恭（屁）这几种窍道；特定情况下，眼、耳、鼻以及妇人经道亦为泄浊之窍。

治疗邪浊之病，总要给邪以出路。《素问·阴阳应象大论》云："其高者，因而越之；其下者，引而竭之。"

那么，下肢尤其是脚踝水湿之病，邪的出路在哪里？怎么治疗？仲师曰："诸有水者，腰以下肿，当利小便。"故医者大多治以趋下淡渗之剂，然效果或有不显之时。

于下肢，水湿之常规出路有二：一为腠理穴位（有些个体无论冬夏脚汗非常大，此乃机体排邪之自调表现）；二就是小便了。一般情况下，前者作用有限，而后者往往是主要渠道。

但后者发挥功效的一个条件是，先需把水湿之气升提至体腔而进入气化通道。对于大多数患者，机体本身就具有这样的升提功能，但对于气化力弱或老年患者，自身往往已无提升下肢水湿之气的能力了。此时如唯淡渗泄利，则非但无效，反而水湿越实，正气越虚。此时，仅仅增加助阳益气之法，亦于事无补，但如在对证方药中适当加入升提之品，则往往效若桴鼓。

一七旬老翁，因阴阳两亏、阳不化、阴不濡，致水湿下注而脚踝肿胀麻木一月余。首诊余以济生肾气丸原方治之，然服3剂而疗效微微；次诊，余即于原方加入桔梗、葛根两味，再服3剂而肿消麻减。

以方法论言之，此乃"对立统一观"之用，如究以具体起效机制，有言当开水之上源（肺）、提壶揭盖之法，而实乃升提下肢，尤其脚踝水湿之气至体腔，继而进入气化通道之妙耳。2015-09-09 16:59

三、多维辨证法

没有哪一种单维辨证法是最高的
——兼论"多维辨证法"

中医辨证方法，一部《内经》中最显著的是经络辨证，当然还有其他并非完整的辨证方法；一部《伤寒杂病论》明面上最起码有四种辨证方法，即六经辨证（病）、八纲辨证、方证对应辨证，还有脏腑辨证；后世又完善了脏腑辨证、气血津液辨证，创立了比较完整的三焦辨证、卫气营血辨证，还有黄氏"一气周流"辨证法等。这些辨证法在不同生理病理角度均是本质的规律性东西。但人体生命本质的规律性东西从来不只是一种维度、一种层面。

相比之下，"伤寒"系统辨证法（仲师各种辨证方法之糅合）涵盖面较大。但上述各种辨证法均长于各自的最佳适应证，短于普适性，没有哪一种辨证法是最高的。有言六经辨证法更高，我看未必；有言近年较推崇的"圆运动"辨证法可以"包打天下"，我看也未必。

面对特定患体、特定病证哪种辨证法最合拍、最对证、最简易、最具可操作性，最后主要还是以疗效好坏来判定。比如，对于一个特定患体，如以脏腑辨证法可以容易得出确切、具有排他性的结果，且疗效最好，那么脏腑辨证法就是适合这个患体、这个疾病最好的辨证法，而不是其他。

当然，单纯某一种辨证法一般是适合不了临床需求的，必须是因患体不同、病类不同而以各种辨证法糅合起来，通过统筹达到更精准、更严谨、更有战略全局高度的辨证法。这应该是"多维度辨证法"。

所谓"多维辨证法"也可称作"立体辨证法"，就是以特定患体为中心，熔合最适合患体之数种特定辨证法于一炉，更要结合患体所处天时、地域、特定病因、生活环境等因素，而获得既紧贴患体本身，又包含体外自然及人为因素在内的高端辨证结果。

需要强调的是，在这个辨证过程中，除不忘考察患体本身的"一气周流"状态外，还需考虑外界因素包括自然社会的影响程度等，考证体内气机流通在什么环节出了什么问题，是什么原因，机体和自然是否相通应。也就是说，"一气周流"思想应该是始终而时时贯彻的。

"多维辨证法"较之单纯特定某一种辨证法或只针对患体本身的辨证法，其优越性应该是不言而喻的。或许有言，这个看起来较复杂，虚玄者多，操作性不强，结果难统一。余之经验，说起来或许复杂和"虚玄"，但只要中医者心胸中有足够的辨证理法和工具，且融合贯通而运用熟练时，则是得心应手的事了。

或许有心的博友在余博文之医案医话中可以看出，我时刻在践行这种辨证思想，而不独执一法一方，经个人多年临床验证，治疗效果是显著的。2014-1-14 18:57

注：此文之观点，余其后逐渐升华凝练为"辨机论治观"思想。

圆慧妙：老师说的有理，还得长期思考和践行才能有深刻体会。2014-1-14 21:30

贠克强：是啊，"纸上得来终觉浅，绝知此事要躬行"。2014-1-14 23:45

【辨证论治涵盖不了诊治的所有渠道】辨证论治是中医诊治的主要法则，但涵盖不了诊治的所有渠道。单从患体当下能"捕捉"到的证候反应就把病证的前因后果、来龙去脉、已病未病、天人关系等辨个毫发毕现、一览无余，乃神仙之事而非人力所达矣。故古圣今贤皆倡导以患体当下脉候、征象、神态为主，再结合诱因、气运、地域以及社会环境等共审之。即使高手这样，也就是最大限度逼近病证真相，而不是全部。任何学术均存在理论和实践之间的差距，即理论上成立的策略方法，而实践上则无可操作性。2015-3-24 18:56

同患、同证而辨异、治异

辨证论治，医者有擅于六经者，有长于营卫气血者；有者唯脏腑，有者重三焦；有者从"欲解欲重时"（时间）入手，有者以"大气失转处"（空间）着眼……虽各执一端，然疗效皆佳。说明同一个"证"，有不同角度的认识和表述，而论治又有不同的切入点，此乃同患、同证而辨异、治异也。2015-5-11 00:07

【以脏腑、六经辨治顽固性口疮】青年男，口疮此伏彼起，累月经年。刻下口疮又起，兼下唇疮烂，齿衄，口干苦，咽涩不利，舌淡红，苔白腻泛黄，脉略弦滑以关为甚。以脏腑辨当肝胃郁热，以六经辨当少阳阳明合病。疏小柴胡汤、左金丸、清胃散合而化裁：柴胡、法夏、黄芩、党参、石膏、升麻、黄连、生地、丹皮、吴萸、牛膝、生草。服5剂愈，一月未犯。2014-12-2 11:22

临床有时不按"常规逻辑"来

百岁大医干祖望自举案例：一患者鼻黏膜苍白，清涕滂沱如自来水，见风遇寒即倍形严重，人亦喜暖恶寒，脉细，舌苔薄白。他从脱敏汤到桂枝汤甚至桂附八味丸，治来一无效果。正困厄于江郎才尽无能之际，忆及《续名医类案·中寒》第三例病案，忽得到了启发、灵感，即取用葶苈大枣泻肺汤合人参泻肺汤去人参，药仅5剂，霍然而愈。

《续名医类案·中寒》第三例病案：一人患厥阴直中，四肢厥冷，脉细欲绝，爪甲青紫，但不吐利，与四逆汤。至三日，四肢暖，甲红发热，脉转实数有力，此阴极阳生也，使与凉剂。病家疑一日寒温各异，不肯服。至九日，热不退，热利下重，饮水不辍，再求诊，用白头翁、秦皮、黄连、黄柏各二钱，一帖减，二帖痊。

干老在谈及"特殊灵感"时乃举此案，言外之意，此案之治他是受先贤案例启发获取灵感而治愈的，并不是依靠"常规逻辑"。

事实上，中医临床如无严密的诊治逻辑万万不行，但临床有时候不按你的"逻辑"来，即如干老此案。如以常规来断，此乃典型的"肺气虚寒、肺液不摄"之证，是毫不含糊的；但从治愈所用方药来看，此证乃"肺热郁逼、肺液外奔"无疑。但不知哪位中医明家能单从这些证候中以"常规逻辑"可辨出这样的结果？即使"鼻黏膜苍白，清涕滂沱如自来水，见风遇寒即倍形严重，人亦喜暖恶寒"这些症状均不变，单舌脉如有"郁热之象"，也会不难辨出这个结果。

再看能给予干老灵感的这个古代病案。这个病案虽然前后"水火两重天"，但"内在逻辑"还是环环相扣不脱节，无非先是厥阴中寒、阳伤且闭之证，因受四逆汤之激发，本体实之质，阳复阳展太过，遂又成阳明热利之患，正乃"压抑越大反弹越大"。此案当为常言"阴极而阳"之证，不难理解；干老之案，从治愈方药看，"火极似水"无疑，但以"常理"恐难寻"火极"的蛛丝马迹。2014-4-22 12:29

老药铺：过敏性鼻炎也是如此，表象虽然似乎是寒证，但病机多是郁热，热极似水。中医看病，若能分清寒热真假，既可谓是明医。2014-4-22 12:56

爱喆慕溪：可怕的郁热，似乎外寒里面多半是郁热。因为若无外寒的阻滞，里热也就散出去了。2014-4-22 12:59

有小筠：我想，这个案是脉把错了，重按必然弦细有力。2014-4-22 13:03

贠克强："常规逻辑"均是相对的，在"常"态下是适应的，但在"变"态下则未必经得起实践检验，一如干老此案。故可这样修正"逻辑"：如果一种证候表现形式大大超于常态（如清涕滂沱如自来水），且用常规解决不了时，则可从反面考虑（如肺郁热极、逼津外奔而来不及转变形质），反方向解决。2014-4-22 15:35

有琴舒歌：贠老师既有实践经验，又有理论高度。赞！2014-4-22 17:49

四、临证思辨

个中滋味唯自知

病急症重而病机单纯者，考验医者的胆略识见，加之经验，可举重若轻；积年慢性疑难杂症而经医无数者，更考验医者的思想高度、术略深度、临床功力，经验不好使，需举轻若重。刚诊一千里迢迢者，虚劳又寒伏浊淤气郁热浮，寒热虚实不分新旧；五脏多涉，肾亏脾困肝郁肺霾心躁，水火不交，木土不和，金水格拒，金不肃火，火不照金，君相各自，可谓错综如麻。此时之治，不是所谓药简味精、效专力宏、大刀阔斧所能奏效，也非一个流派之学所能稳稳拿住，非斟酌致密、权衡全盘、掌握局部、理清气路、步步为营不可出方矣。近处患者还可阶段论治，千里之外者复诊极为不便，多以"围而歼之"、徐图缓功、潜移默化之策为妥，故更为费心费脑、苦心孤诣，待处方敲定，自觉如排兵布阵之万无一失，方呼得长气一口。此但举其一，但凡隔山隔水来者，其诊治皆如此焉，个中滋味唯自知耳!

昔程门雪一生用药风格凡分三段:一段大刀阔斧,针对病重宜急挽其势者;二段轻清灵巧,针对膏粱之体"心满肠肥"者;三段复方多法,针对贫寒积劳之体、病机错杂复杂者。程氏中年方至第三阶段,此时糅合经方、时方冶为一炉,诸法兼备,无所不及,知常达变,指挥若定,法无定法。余尤于其复方多法之格心有惺惺然! 2016-2-1 17:07

机和证

一个疾病有发生发展、当前状态以及预后结局,这个过程是由病因病位病性以及相关生理因素(如阴阳、气血、营卫、精津等)、病理因素(病理产物如湿、饮、痰、瘀等)共同构成或作用的结果。这个"来龙去脉"的过程用什么概括或命名恰当呢?"证"可以吗?觉得担不起。因为当下约定俗成的结论,"证"是疾病于特定时空下病理状态的概括,显然"力有不逮"。在熟悉的概念中,觉得唯有"机"方为妥当。提炼出"病机",一个疾病的因、位、性及正邪相互作用、发展预后便皆囊括其中了。当然,"证"亦有"机",但只是"小机"而已。在当下的医疗背景下,当下的中医应该以代表疾病过程中内在病理机转的这个"机"为基础进行诊治活动，而不单单局限于眼下的"证"。尤其需要强调的是，这个"机"的提炼，不仅要放眼于宏观整体，还需微观角度的抽丝剥茧，建立起中医学自身的"精准诊治"思想。此为中医发展的一条途径。2015-12-30 10:43

表证的实质、分类和方药

表证的实质，乃邪郁肌表致表气不畅、玄府气液内外交通受阻，多表现为恶风、恶寒、身痛骨节疼、无汗、有汗但觉肌肤拘强不舒，或肌肤发热，或肌肤湿黏重着等。还有一种情况就是，由于里气不畅导致表气不达而类表证者，此乃常言有表证而无表邪之候。

引发表证的邪气有风、寒、湿、热等，可单独为患，亦可"狼狈为奸"；但不管怎样，其引发表证之机理均如上所述，最重要者乃表气不畅，卫阳不通。

由于邪气不同，表证症状各异，如中风，实为营卫不和。因风性疏泄，故有汗出恶风，虽汗出但不属正常气液交通，故气机内郁而仍有发热，可用桂枝汤治之（桂枝通卫阳，芍药和营阴）；如伤寒，因寒主收引，故表气更为郁闭而有无汗、恶寒及其他寒闭肌表诸症，可以麻黄汤治之；如感热者，因热郁肺卫、热伤津液而有发热恶热、口渴、咳喘、即有汗出但仍觉肌肤热蒸不畅，可以桑菊、银翘、麻杏石甘治之（其中桑菊、桔梗、薄荷、荆芥、牛子、豆豉、麻黄等不为祛风，实乃通表）；如着湿者，因湿性重着黏腻，故肌肤觉滞塞不畅、头蒙如裹、无汗郁蒸则有发热、即有汗出而热不减、表不舒，可以羌活胜湿汤等化裁治之。

在《伤寒论》中，表证是以太阳病来表述的，明确者有中风、伤寒、温病、风温等，至于风寒或风热并称者，乃后人之事。风性善行数变，故以阳邪称；但以寒热属性言，则属中性。因风为六淫之首、百邪之长（仲圣亦言"风气百疾"），常和他邪"狼狈为奸"，故常风寒、风热、风湿并称；而有者兼风，有者未必，如伤寒惯言风寒表实证，实乃寒闭肌表证、温病风热证，实为热郁肺卫证；但风者，四季皆有，故风寒合邪、风热并患，于临床常见，亦为不可否认之事实矣。2013-7-15 12:33

从"指甲隆起变黑"到"高血压、糖尿病"再到"辨机论治"

一七旬老妪，高血压病史，体瘦。近期恶心，不欲食饮，小腹胀，头晕头痛；夜眠时惊醒而无意识地闹腾；尤令其惊异者是发现自身指甲有变化。刻诊：双手指甲弓形隆起、竖纹变黑，尤以拇、食指为甚（当时因疏忽而未诊视足趾甲），舌暗红，舌前红点，舌中后苔厚腻；左脉略弦紧，右脉沉缓滞紧。血压170/90mmHg。

此患指甲隆起变黑说明什么问题？

从西医角度而言，终端的病理，无非是末梢血循或末梢微循环不畅、末梢营养代谢出现问题。在中医论之，肝"在体合筋，其华在爪""爪甲为筋之余"。如肝之阴血亏耗，无以荣养，则多见爪甲无华、干瘪、竖纹，甚而出现横纹及龟裂；如气血尤其是肝血运行不畅，则气血及精微物质更到不了末端爪甲部位，而末端气血及代谢产物也不能回流，淤久则为浊毒而成壅塞瘀滞之态，遂见爪甲隆起变黑之状。可见爪甲的变化其实反映了机体内气血及精微物质的盛衰和运行、代谢情况，此即"司外揣内"耳。

是什么原因导致了气血尤其是肝血运行不畅？

乃机体"内生态"升降出入之动态平衡发生了障碍。确切地讲，多是由于不良之饮食习惯、生活节律、情绪变化、环境因素等对机体的影响，以脾胃为中心的各脏器尤其是心肝肾气机升降出入郁遏不达，机体内因之而滋生郁气、痰湿、腐浊、血瘀等；由于这些病理因素淤堵心肝肾等各部脉络，导致机体中心和周围远端之间的气化交通亦为不畅，气血和精微物质（包括西医意义之三大物质以及微量元素）在机体中心和末端爪甲之间的敷布和代谢障碍而失却平衡；这样，又产生新的病理产物，更大程度上阻塞了气血的运行，如此便形成了恶性循环。其实，此亦为高血压、糖尿病及其并发肾病之综合征，以及其他心脑血管并发症于中医角度的病理机转。

此患正是基于如此之病理机转，除其指甲隆起变黑是由于肝之气血郁滞、浊毒壅塞外，其恶心、不欲食饮、舌苔厚腻者，乃脾胃中土运化不利而湿浊淤阻之症；小腹胀、头晕头痛乃邪浊郁遏，清阳（气血）不升，浊阴不降，气机不畅之候；夜眠时惊醒而无意识地闹腾、舌前红点者，乃因邪阻而心之气血郁滞，久而化热化火，夜半郁滞尤甚而扰及心神之态。此外，年高之人，肾之阴精亏耗，脉络失濡，加之邪浊阻滞，则肾络淤瘀自是不在话下；至于舌暗红、舌中后苔厚腻、左脉略弦紧、右脉沉缓滞紧者，皆为气遏、湿浊、血瘀阻塞于心肝肾脉络，阳郁不通，脉络郁压高紧而气机内结不畅之象矣。

此患者虽无糖尿病及其并发症之指标体征，但其病理基础是完全存在的。以此患者可知，体瘦之人同样可患上述疾病，高血压之脉象不一定皆为弦亢滑大，亦见沉缓（次数之缓）紧滞矣。此患者虽在家人照料下步行来去，但属症状较轻然病情严重、证机复杂之疾，切不可小视也。

总之，此患病理机转乃脾胃运化不畅、气机升降失常，"内生态"代谢失衡，气郁、湿阻、血瘀等病理产物滋生，并遏阻于心肝肾脉络，致气血及精微物质于机体中心和远端末梢之间的交通敷布出现障碍，久而如上病理产物化为浊毒壅塞于末端爪甲，且阳郁不通、郁生邪火而扰及心神矣。故其根本之治在于嘱患者顺应自然规律，坚持良好生活习惯及适当饮食结构，尽量保持舒畅心情；嘱其家人尽量与其营造愉悦氛围之基础上。治则当为化湿浊、运脾胃、复升降、畅气机、活血瘀、通脉络、导浊毒、解阳郁、宣心火、益肝肾。疏方：法夏、橘络、茯苓、桑枝、姜黄、怀牛膝、竹茹、珍珠母、丹参、益母草、木瓜、柴胡、杏仁、郁金、菖蒲、生芪、熟地。其中法夏、橘络、茯苓、木瓜、菖蒲化湿浊，运脾胃；桑枝、牛膝、姜黄、橘络、木瓜化淤通络，引药入末端爪甲；郁金、菖蒲、竹茹、丹参、珍珠母化浊毒，通阳郁，宣心火，安心神；柴胡、杏仁、姜黄、郁金、牛膝宣畅上中下三焦，复气机升降；柴胡、木瓜、丹参、益母草缓肝急，活肝络，泄肝毒；牛膝、益母草、木瓜通肾络，利肾浊；熟地、怀牛膝补益肝肾阴精，一来实下元气化、稳根基底盘，二来以防通化泄利伤及肝肾之体；生芪益气以强运推之力，利湿以助通络之功，养正以防泄化之伤。方中每一味皆经推敲，易之舍之，于吾总觉失当，殊为难事。患者血压尤其脉压差较高，然遣方用药依机而行，无一味镇压平定之品。全方五脏兼顾而主次有别，寒温、燥润、升降、出入、补泄、动静等对立统一，合度有序，通而不伤，养而不腻；整方无君臣佐使之死规定矩，唯有药组药队之分工协作，应是一盘严谨灵动、步步为营、术略皆具的活棋。

如以此治则及方药思想为基础随宜加减化裁，循序渐进，潜移默化，假以时日，则邪浊化、脉络活、阳郁展、气血通而精微敷布畅达；则五脏皆运，升降自复；则"内生态"动态平衡、一气周流，而病体向康。

当下的自然及社会环境下，大部分病证尤其是慢性疑难杂症、癌瘤重患等，如此案一样，于中医角度，不是某一两个单纯证型所能涵盖，病因更非单一，病性寒热虚实，病位五脏皆及，病理盘根错节，发展千变万化，新旧"藕断丝连"。于此，一个狭义表浅的证型，一个摧枯拉朽、效专力宏的经方或一个君臣佐使规整齐全的成方、验方，恐怕应对不了、解决不了如此病证局面，而唯有在"天人合一、对立统一、动态平衡、一气周流"思想下，追究而明了病因、病性、病位、病理、发展、预后等全方位深层次的来龙去脉、轨迹机转，即"一条多维立体的机转链"，并以此为基础"下一盘"具明晰恰当之治则治法、丝丝入扣之精准方药的"系统工程棋"，也就是"辨机论治"，方可达"运筹帷幄、决胜千里"之功。

余举此案，不在于一病一方一药之经验交流，乃苦心于举一反三、以案言法。当今中医药界醉心于狭隘证型论治、拘泥于成方验方运用者多，而苦心钻研审察病证及方（药）效内在深层之环环机转者少，即热心于"鱼"者多，苦心于"渔"者少。窃以为，好中医不应该这样。2015-12-15 20:59

Saw 斯基： 五脏虚极羸瘦，腹满不能饮食。指甲有黑竖纹，多见于肿瘤患

者，但此患纹色尚浅，脉络瘀滞，尚未成癥块之证，设不早遇负师明手，有隔垣之视，又不知要经过多少折难。2015-12-16 11:59

负克强：【随访】今日老妪之女携其子来诊，言其母服药 10 剂后，表面症状及不适感觉基本消除，爪甲形色亦大为改观。然其母自言病已愈，不愿再来。余一叹，与其女云，外候虽消，病机尚存，应宜继续调治。2016-1-6 12:14

从一例顽固性咳嗽的诊治看辨机论治

邵氏，女，75 岁。咳嗽 4 月，遍访本地和周围名医，服中西药无计其数，然病仍不见效，遂慕名远道而来。

患者本高心病、糖尿病病史，体浮胀，面黄唇暗。现干咳少痰，咳暂止后则不住地咯吐稀涎沫，后渐停。刻诊：时咳嗽发作，闻之如呛咳状。自诉咽喉及以下气道觉痒后则咳作；素纳呆，不欲饮，饮之则脘不舒，寐差，便干溲少。舌青淡，苔白腻略泛黄，舌下脉络粗瘀，脉寸关滑躁小洪而尺沉紧。

这例顽咳，怎么辨证？怎么遣方用药？

以辨证言之，不论是从六经八纲，还是脏腑三焦，恐大多医者不可能精准地概况为哪个经病、哪个方证或者哪个证型。怎么办？

我看，还是从辨机即辨析病理机转入手，循序渐进，前后照应，一步一步求得踏踏实实的诊断结论。

本高心病、糖尿病患者，当下此二病的症状并不明显，而以长期顽固性呛咳为主要表现，表面就是个咽源性或喉源性咳嗽。因咳为咽喉及以下气道发痒而引发，故前医多以风咳论治，然效式微，可见单以风咳是不得要领矣。

从一个高心病、糖尿病患者见体浮腿、面黄唇暗、舌青淡、舌下脉络粗瘀来看，患者的"底子""背景"就是个痰饮并瘀的体质。平素心脏负荷重，心血瘀阻，众脉不调，而肺朝百脉，久之则肺脉亦为瘀滞，进而肺之宣肃不畅，津失敷布，痰饮由生，如此痰饮并瘀，遏阻上焦，则极易感冒风邪而成痰嗽咳逆之候。此患者虽未说清咳嗽当初因何患而生，然从气道痒而发呛咳可知，此始因乃感冒而风邪内受，失治误治致风邪留恋，狼狈痰（饮）瘀，互为依附，医又治不得法，最终正气伤损，邪窠愈固而顽咳乃成。而气道发痒并呛咳之本身，乃伏风外突之候，本质当正邪交争、机体自调之象耳。

病机分析至此，唯"来龙"而已，那"去脉"呢？患者尚有纳呆、不欲饮、饮则胃脘不舒以及便干之症，此明显又是中焦脾胃不运之候。这又是怎么回事？心血瘀阻，君火不宣，肺脉不畅，肺气不肃，久之则影响到中土化运之气，致脾阳不升，胃阴不降，而又饮停痰生于中矣（故遂有纳呆、不欲饮、饮则胃脘不舒之症。便干者，一因胃阴不降，二因肺气不肃）。如此，中上二焦痰饮则成联盟之邪。

那么下焦呢？未能幸免。本年高之体，肾阴肾阳已为亏乏，而久病耗损，前医多主用屡用疏化之剂，加之心火不降，肾元焉有温壮之理。从尺脉沉紧、小便少可知，此患已有肾气不温、气化不力、下焦寒伏、水气不利之状。如再失治误治，恐因肾不纳气而喘逆气越之症见矣。

肺肾为水之上下源，心肾为水火之脏，脾肾为水土之系，脾肺为相生之脏。此患上焦不降，中土不运，火（肾阳）不上温，下焦寒伏，加之风伏上焦，上中下三焦病理则互为因果、互为依附，痰饮寒水又呈呼应之势，而全身脉络尤涉心肺肾者，其瘀阻日增矣。中上二焦痰饮伏风停遏，久而郁热乃生（故苔略泛黄），痰饮伏风郁热结滞，虽蠢蠢欲突而不松化，又寒水下伏，肾不上纳，上下不交，故现痒咳而少痰，然咳停后续又咯吐涎末，脉寸关滑躁小洪，尺反沉紧矣。需要明白的是，郁热仅是局部之小变，非为主焉；脉寸关滑躁小洪者，非全为郁热所致也。临床一般老年人多见滑大脉者，非为热矣，实乃下元亏乏，而不上纳之象，这个医者需要注意。

如此尽可能地通过对患者所有四诊信息的整合，以抽丝剥茧、前后照顾、层层推进之法对其病理机转、来龙去脉完成了辨析和推断。邪伏正抗，体内生发一系列病理变化和病理产物；"内生态"动态平衡失调，一气周流不畅。二者又互为因果而成劣性循环。此患需要重点关注的是顽咳后面环环相扣的病理机转，病涉心肺脾肾四脏，虽肝候不显，然其疏发已定受影响；而痒咳衍缠不愈者，只是表现于肺系的一个最突出的病理症状而已，本质上也是正气抗邪的表现之一。

病机应该明了，那怎么治疗？

于一些慢性疑难杂症，医者的治疗思路一般会有两类。

一类就是常言辨证论治的范畴，辨在何经、何方证或辨证型、抓主证（症）而治之，尚有专病专方者。实际上这类治法是从主要矛盾入手，单攻一面以寻突破，然后再随"证"变而治之。不可否认，此类治法对急重病或病机较简单者，较为适宜，如医者经验丰富，则效果突出。但于一些慢性疑难杂症，要把这些病理机转括定为某经病某方证某证型，还真不是件容易的事。如勉强行之，则方药和病机往往不是很合拍，如首尾不能相顾，甚而在一些病理因素消减的同时，又发生或加重其他病理变化和因素。即如此患，或许有医者一看，哦，这不是小青龙加石膏汤证、或大青龙汤证、或厚朴麻黄汤证吗？但你用用这几个方试试看，会有什么状况。

一类是在参合天人相应的基础上，根据一系列病理机转，多管齐下，分头并进，如散打但招招中的，既各司其职，相反相成，又相互协调，相辅相成，以求得系统性同步性地恢复"内生态"动态平衡，最终达整个机体高度或相对的一气周流，这样，虽以病理机转的逐步化解为目的，而一些突出症状自会逐渐消除。当然，在治疗过程中，可随机配伍一些能较快消除突出症状的药物，以缓解痛苦。

这其实就是我个人一贯秉持的"辨机论治"思想。然而这种诊治思想对医者的理论造诣和实践功力要求较高，功力不及者，会流于拼凑方药，杂乱无章，方构含糊不清，组织松散，各药物功效之间要么相互掣肘，要么相互脱节，一盘散沙，形不成协调性，形不成战斗力，对牢固的病理环节不痛不痒，更谈不上截断扭转。

会有人说，你说的头头是道，那么对这例病患到底应该怎么治疗？

余意，其治疗原则应该是要求患者生活节律、穿着以及饮食习惯和自然规律、自身体质病情相合拍的基础上，以温化痰饮、活血通络、疏透风邪、通阳化气、调畅三焦、标本兼治为大法，以复动态平衡、一气周流，具体到脏腑言，则为肃肺通心（脉）、运脾和胃、养肾通阳、透风止咳。因为，时处深秋，天气肃降，人体应之而肺气亦处肃敛之时，加之年高久病之人，肺肾之气已亏，故处方中不宜过用疏发之品。据此，余疏方如下：

桂枝 12g，茯苓 20g，炒白术 10g，五味子 12g（捣），鹿角胶 6g（烊化），杏仁 9g（捣），桔梗 9g，蝉衣 9g，僵蚕 9g，桃仁 9g（捣），丹参 12g，当归 12g，远志 12g，黄芩 9g，炙草 10g，水煎服。

方子表面平淡，无神奇之处。方中有苓桂术甘汤和苓桂味甘汤合用之义，亦有桂枝茯苓丸之义。前二者，我已经细谈过，大家可以阅参。这里苓桂合杏仁温化肺之痰饮，合术甘温化脾胃之痰饮并建中运土（炒白术用10g而量不大者，防温升太过）；五味子纳肾气，固肾根，上敛肺气，伍甘草酸甘化阴，以复肺肾阴气之损；鹿角胶血肉有情，灵阳之性而以胶成，温而润之，补而通之，叶香岩以为通补奇经佳品而喜用，此物非常适合肾元奇经虚亏之证，此处用其温补下元，通阳化寒，强肾之气化。用6g者，一来价较贵，二来以图温润绵长、少火渐生之功，较温燥之附子为佳，其合五味子阴阳合化，温通敛养，共襄下元根基，助气化摄纳。蝉衣、僵蚕，虫类搜透走窜之品，凉而不寒，宣而不燥，气轻不损正气，于此以搜透伏风、止痒利咽而止咳；桔梗、杏仁一升一降，宣肃肺气，化痰止咳；桃仁、丹参、当归通养心肺血脉，合僵蚕活血通络于全身（不用桂枝茯苓丸中赤芍、丹皮者，因此处不宜凉血矣）；当归、桃仁、杏仁温通肺脉、肃降肺津、润肠通腑而止咳逆；远志交通心肾，安神助眠并化痰止咳；黄芩、蝉衣、僵蚕、丹参轻宣上焦郁热。此数药虽为凉散之品，但全方仍以温化通养为主功。

全方药组分合有法，纵横交错，一药而兼数职。温而化之、养而透之、宣而肃之、敛而活之、补而通之；升降相宜，动静相得，轻重相应，温凉相和，既对立统一，又相辅相成，而致动态平衡，高度协调。

此方还可简化为：桂枝、茯苓、炒白术、炙草、五味子、鹿角胶、蝉衣、僵蚕、当归、桃仁，然总不及上方细密而效佳矣。

患者服上方5剂后，痒甚，咳数，痰转多而利，此乃风邪外透、痰饮松化而外排之象，非为病加，当为佳兆矣。继以原方10剂予之。三诊时，患者自诉，服药过程中，痒渐轻，痰渐少，咳渐止，食欲增，大小便通利，直至呛咳基本消失，且胃纳如常，眠转深，精神转佳。余视舌，质虽淡青，然有活泛之色，苔上浮黄已去；脉寸关滑躁已有平缓，小洪之象消失，尺脉非原来沉紧之状，较之略浮滑也。遂以原方减透风之品，而为粉剂，嘱患者每日3次，每次9g冲服，一来巩固治疗成果，二来以冀逐渐改善患者深层次之病理因素也。当然，这例病患如要单纯治标止咳，则在温肾化肺脾痰饮的基础上，透出伏风即可矣。

此例病患，余之诊治，就是"辨机论治"模式，治疗的过程就是要求患者和医者在天人相应的基础上，方药高度协调，方机对应，扶正祛邪，扭转或截断环环相扣的病理环节，恢复机体"内生态"动态平衡，直至机体达到高度或相对一气周流的过程。2016-10-15 22:26

坤承斋：老师的用药完美诠释了温药和痰饮中的"和"字。2016-10-15 23:13

Saw 斯基：负老师此案真是启人思路，于慢性复杂疑难病，当统筹兼顾，缓缓周旋。对立统一的思想一览无遗，受教了。2016-10-15 23:16

ruoli98- 荞麦皮枕头：用针和用药都要善用奇经。龟鹿二仙入任督二脉，用

好了效果也会很神奇。冲、任、督一源三歧，故冲脉亦可用。2016-10-16 08:10

探秘百草汤：老师第一次处方就用五味子，不怕五味子收敛湿邪么？ 2016-10-16 08:11

贠克强：不怕，方中还有那么多的通化之品。2016-10-16 08:33

贠克强：辨机论治就是中医的"精准化"诊疗。2016-10-16 08:36

东海尚医：辨证是基础，论治是目的。辨证论治，是证、药、人相符，才有疗效。2016-10-16 09:57

老攀：慢性顽疾，辨析病机思路清晰而缜密，组方更是鞭辟入里。此案例可为典范！受教了！ 2016-10-17 00:48

理胃阴肺气，消"地图舌"患

一4岁男童，家长发现其舌象异样，遂来就诊。小孩一伸舌，乃常言所谓"地图舌"，亦中医所言"花剥苔"矣，即舌苔不规则片状剥脱而舌面如地图样。

如此患儿较为多见，但一般不觉舌痛，有者食辛辣之品则舌有痛感。患儿多食欲食量不佳，挑食，喜饮；平素常自汗盗汗，易感冒，咳嗽有痰、流清涕，舌淡或淡红，腻苔和剥脱相间。此患儿刻下亦如此矣。

此患病因机转，当涉中上二焦，而肺胃更为关联。患儿素体或先天脾胃失健失和，或喂养失当或多食辛燥味厚之品伤及脾胃，尤其耗损胃阴，则胃阴无承，胃气不降；进而土不生金，而肺气宣肃不畅，津聚为痰为湿，卫外摄敛无力。由是则食欲不佳、喜饮、自汗盗汗、感冒、咳嗽有痰、流清涕、舌淡或淡红腻苔和剥脱相间（地图舌）等症状生焉。故胃阴受损、肺气失肃为本，而"地图舌"只一病象耳。

由此可知，养胃阴、复胃气、健中运、蒸津液、宣肺肃、化痰湿使肺胃气化流畅当此患根本之治。明了病理机转、来龙去脉而胸有大局，则治则治法、遣方用药自出机杼。以麦门冬汤合杏苏散化裁治之：麦冬 9g，沙参 9g，法夏 5g，党参 5g，大枣（烧，擘）5g，炙甘草 5g，粳米 20g，杏仁（捣）4g，苏叶（后下）4g，陈皮 4g，桔梗 4g，炒枳壳 4g，茯苓 5g，前胡 4g，水煎服。患儿服 8 剂后，"地图舌"消失，诸症亦尽除，现神清气爽之态。

此患，常医多以健脾养胃之法而疏于辛润宣肺化浊之治，乃无大局之为也！ 2015-11-18 19:00

Saw 斯基：庞安常谓："人身无倒上之痰，天下无逆流之水，善治痰者，不治痰而治气，气顺则一身之津液随之而顺矣。"夫治痰之首关在肺，肃肺涤痰乃为正治。此关不清，便投滋填，欲飞渡行事，反致变证，如苔腻口干，脉形滑溢，胸痞欲呕，不饥不寐，大便或秘或泻，小溲不行。壅之涩之，虚象更显，脉涩愈著，人更误以为虚，渐至汗出息喘，足冷面赤，目不交睫者几昼夜，气机不流，痰热固结，脉象更形软涩，以至散乱不调，人以为脱，温补固涩，靡不遍尝，终于竭力补死，遂谓病深如此，已不可挽回，求脱责于己，而委罪于病。实则皆是气机误提而不下肃，先清肺气以保胃液，殆治节行则灌溉输，总不至于后来之殒也，愿学者识之。麦门冬汤滋胃液而复胃气，而大枣用炒者，焦香醒脾而开胃，且不碍于痰湿之体。沙参、麦冬既入胃，又能养肺津矣。杏苏散宣肃肺气，桔梗开肺，余皆下气肃肺之品，将欲歙之，必固张之也。去生姜，以中焦无水湿，反见阴虚之故。综而言之，痰湿阻于上，胃液耗于中，肃上保中，其治不亦明哉？或疑麦门冬汤本为肺痿设法，何移治于胃焉？夫津液之行，本于胃，经于肺，雾露宣发而遍溉全身。君不闻经言，饮入于胃，游溢精气，上输于脾，脾气散精，上归于肺。保胃液实为益肺津也，亦补土生金之另一端，与补气者相对而看，自得其要矣。2015-11-18 23:14

癌瘤是体流中的"岩石"

如果把人体的气血流通、升降出入、一气周流比作自然界河流的话，人体内所患癌瘤就是体流中的"岩石"。

河流中的岩石有河段部位不同，体积有大有小，质地有坚硬有松软，对河水流通的影响也有差异。这和患体中癌瘤滋生部位不同、大小不同、顽固程度不同、对机体影响程度不同相类似。

如果岩石所在河段宽阔，岩石不大、大小稳定且不移动的话，则岩石的存在对河流影响相对不大，这相当于患体中"癌瘤稳定而体瘤共存"者；如果岩石大且所在河段部位狭窄的话，则岩石周围易于聚敛淤泥砂石及其他河流垃圾，使本不通畅的河流更加淤堵堰塞，这样的状况累积到一定程度，则堵塞前段就是"堰塞湖"，而下游则干枯无水，直至堰塞湖满泄、垮塌、崩溃而造成大灾难，这相当于患体"癌瘤不稳定、病情发展恶化直至全身衰竭而死亡"。

对于前者，治理重点可以不放在岩石，先需治理整个河床和河堤，及时清除河流中的垃圾，保持河流的动能和势能，保持整个河流的通畅。于患体则为通过适宜途径调理气机升降出入、气血流通回环，使之畅通平衡，这样可使癌瘤保持稳定而体瘤共存；对于后者，可在前者治理的基础上，或清除岩石周围的泥沙垃圾、或爆破岩石、或凿磨岩石使之缩小、或开凿拓宽岩石所在河段，总之使河流恢复畅通。于患体则为在调理全身一气周流的基础上，或软坚散结，或破癥锉瘕，或清除癌瘤局部的郁浊淤瘀，以恢复癌瘤局部的气血通畅，达到缩小或稳定癌瘤、恢复整个机体高水平气化功能的目的。

治疗癌瘤甚而所有疾患，实乃治理"人体中的河流"也。2013-

低碳至美：今天小姑子甲状腺 B 超结果是 23mm×13mm，但在未吃贠大夫 10 付中药之前，甲状腺是 27mm×20mm。此外，淋巴结肿大也消失，睡眠出奇的好，（吃第 3 付药时，甲状腺就有胀痛感），真心感谢贠大夫！若不是他的中药给她软坚散结，破除痰核，恐怕"体内的岩石"只会造成更大的灾难。当然病人能够放弃手术，奔波 2 天找到明医也是她的造化。2013-7-30 13:33

法兰西笑郎中：这种建立在临床观察和实践经验的独立思考，将给肿瘤的评价和治疗注入活力和生机。2013-8-1 03:07

深圳曾庆明：深入浅出，比喻恰当，而且启迪思路。好！2013-8-1 08:31

人体内也有"堰塞湖"

自然界有堰塞湖，同样人体内也有"堰塞湖"。患体内因气机不畅、气化不利或积聚癥瘕而致局部湿阻痰凝、水停血瘀，并引发局部"淤压"增加，便是人体内"堰塞湖"。治理自然堰塞湖，不可猛泄，猛泄则下游尽淹；治疗人体"堰塞湖"亦不可猛疏、猛利、猛凿、猛通，猛则逆冲于上、正损于内。2013-7-26 11:26

低碳至美：通过吃药和看微博，一直在寻思贠师的特色，他对付人体"堰塞湖"很有一手。对了，可以认为他就像李冰，是人体水利工程的专家。

2013-7-26 12:21

莱菔英：这个比喻很形象。2013-7-26 12:27

陈嘉－大快乐：这也许就是高血压的形成机制。2013-7-26 14:56

【经道亦为泄浊路】一女生，头油大，脱发甚，冬季手脚凉，便干，余无异，舌淡红，苔白腻，脉濡缓略兼滑紧。此显系寒郁痰湿而上浸发根，致根腐发落矣。遂治以二陈汤、猪苓汤合当归四逆汤化裁。然服5剂后，素来较为规则之月信竟前期而至，色深质秽浊。其母惊询，余言乃效兆，不必管它。后果经净而脱发大减。此本痰湿邪浊淤于厥阴而成"堰塞湖"，并漫溢于"上游"发根之地，疏通后则从经道以月信泄焉。余临床诊治内科疾患而引发月信如此，后又获效者则不乏见之。机体邪浊腐秽之出路，多见于皮肤腠理、七窍二便，而以经道月信者医多不意识。但以余临床观之，妇人经道亦为邪浊腐秽之出路耳。以经道为出路者，多为厥阴之邪矣。如不是临床，余亦无以思及，临床真乃医者之高师也。2014-11-17 17:28

Saw 斯基：此案尚有妙处可拈出。寒郁痰饮，为何经水素来如常？《王孟英医案》："盖从前大解黄色，似乎无甚大热，不知热由补药所酿，滞于肠胃曲折之地，而不能下行。"斯按语可参，病虽寒热不同，理则如一也。盖寒痰凝于胞脉，牢着坚附，是以脉道虽若罅隙之隘，而经水尚能旁趋周溢，得以下行，故经水素如无病之躯。然非和之温药，消之燥品，搜剔决浣，不能一扫而净也。2014-11-19 08:47

Saw 斯基： 余母尝患风疹，痒之极也。延医处汤药治其内，无验。亲操以砭，下污血一度，如藕泥，如败酱，痒疹即失。突然又联想到，月经周期疗法，分为月经期、经后期、经间期、经前期。而月经期，注重活血化瘀，其用意在于将瘀血浊毒从月经排出，去腐生新。**@ 罗大伦**老师也在《阴阳一调百病消》里提到这一点，并利用这一疗法思想，治疗女性的色斑。2014-11-17 21:56

贠克强： 对，在妇科，通过月信"去腐生新"，应该是一种常规。2014-11-18 14:42

Saw 斯基： 经常能在贠老师的微博上找到共鸣。前不久看《王孟英医案》，读到鼻塞治心、耳聋治肺。过了没两天，贠老师就发了一条相关的微博。这样的"巧合"已经不下十余次，我想这不能说完全是一种偶然。2014-11-18 12:36

局部阳气不通是癌瘤的核心病机

对于癌瘤的病机，有言是阳虚推运无力、邪浊积聚所致，有言乃湿热痰瘀互结而成，有言当气郁浊凝变生，此乃流派不同而各执一端。其实，癌瘤就是人体的"腐败窝点"。于自然、于社会阳光不到的角落就有腐败，于人体阳气不通的地方就有"腐败"。局部阳气不通、气血不畅则腐浊积聚而成癌瘤耳。由此可见，但凡易致或易发局部阳气不通、气血不畅的体质或内外因素，皆可成为癌瘤产生的病理基础。从临床来看，湿热和气郁体质滋生癌瘤的几率较大，而后期则又多见阳虚、阴虚之证。但不论癌瘤母体"内生态"是湿热、气郁，还是阳虚、痰凝，癌瘤旺盛期时，其癌瘤内部必是热毒嚣张。所以，经常调理而保持全身的阳气贯通、一气周流，是预防癌瘤的根本措施。而治疗癌瘤，一须打通癌瘤处的阳气通道，消除"腐败之土壤"，断绝癌瘤之"粮草"；二则直接针对癌瘤，或解毒、或消磨、或软坚、或散结、或瓦解、或抑制、或共处，不一而足，总宜守攻有度而灵动焉。2014-11-12 16:44

怀若谷香若兰：只攻不守不行，只守不攻也不行。治疗肿瘤这方面，确实需要补、通、消都要兼顾，否则疗效不佳。2014-11-12 17:59

南斗尊者：这个建立在元气尚存的情况下，才能以阳气贯通为主思路，要是到了后期阴阳两虚，那就左右为难，不好下手了。2014-11-12 18:21

【机体"腐败"和政治腐败治理的同一性】机体内"腐败"乃邪浊于局部郁（淤瘀）腐不流所致。治理政治上的腐败，需要恰当的制度和阳光化运作；治理机体内"腐败"，则需要脏腑正气的周流不息、天人相应的畅通无阻。脏腑间和天人间的一气周流，使邪浊（不管是外来还是内生）于体内既"立不了足"，又无"立足之地"，则何来腐败？ 2014-10-10 17:46

患癌去世的最终因素因人而异

人得了癌，彻底治愈者九牛一毛，绝大部分患者就从未消除"癌土壤"而使癌种"断子绝孙"，并最终因此而逝。以中医角度言，从未治愈过，何来"复发"一词？医界需要修改这个术语，叫"发展"不是不可。

患者因癌去世，但去世的最终因素因人而异。有者因其医未考虑个体因素，只盯着"癌组织"，既手术又放化疗，当然还包括中医药的不当治疗，结果两败俱伤，局部之癌虽有消减，但全身真元不复，而最终逝于本身之衰竭，而非癌本身，此类多见于虚弱之体或耐受性差者；有者则是因极度恐惧而致机体机能闭停，最终衰竭而逝，此类即俗语"吓死了"；有者其治疗方案在西医角度还算适宜于个体，局部效果较明显，癌瘤缩小或消失，表面上中短期效果还算可以，但以中医角度言，患体内"癌土壤"继续存在，根本的问题还远未解决，癌症的"种子"继续在种下去，"癌症"以"气聚于无形"之势从未停止过，直至有形癌瘤第二次、第三次生发出来，此医界所谓"复发"，其实是不断从无形到有形、量变到质变的过程，而这个过程从未消停过。

当然这个过程还受些许因素的影响而进程快慢会有差异，如有者接续治疗失当（如"虎狼之治""养虎为患""包脓养疮"等皆属此类）；也有患者因"心气高亢"（如患癌而不知静养，继续奋争于工作者）而真元暗耗，使"内生态"更为不和；还有因于其他诱因者如新发疾病、外来精神情绪方面之冲击压力等，这些因素皆可加快这个质变进程，最终发展到不可收拾的地步。这个进程中，正气强弱不重要，重要的是，正气是否相对"和谐畅流"、机体"内生态"是否相对动态平衡。所以此类患者即使表面"乐观""体质好"，但体内病情发展无时不在"进行时"，一旦所谓"复发"症状出现，则患体多快速进入衰竭状态。此类患者之逝，其主要因素则为癌症之"吞噬"。另外有人认为中药之活通者会加快所谓"癌细胞"扩散，此多源于所谓"科学者"之口，完全是"形而下"之论，不足凭也。关键方药是否对机，是否促进机体"内生态"动态平衡的"生生不息"。2015-1-17 21:48

中医博士杨新宇：带瘤生存，也许是一种无奈的选择，但是，也许是打开健

康之门的钥匙，又或者是抛开世俗、释放自我的途径。愿逝者安息！愿生者吉祥！ 2015–1–18 05:41

整体局部各有偏

相对于西医学，整体观念是中医的特色和优势，但于中医自身角度，又有整体和局部之分。

以中医诊断言，疾患部位或病理有偏于某一局部或相关联脏腑者，但全身往往受影响；有偏于全身者，但某一局部病理往往是关键。以治疗言，有紧盯于局部者，有着力于整体者。

不管是从理论还是临床而言，对绝大多数病患，如治疗只盯着局部或只放眼整体，所获效果均会有折扣。

一个明医既应该是一个中医"战略家"，同时还应该是一个中医"战术家"，在确立治则治法和处方遣药时，心目中既应有清晰的患者整体失衡状态，又应有明确的局部病理机制——病理偏重于局部者，当立足于病患所在，而放眼兼顾整体；病理偏重于全身者，则运筹于整体调理的基础上，不忘于局部病变重点部署"兵力"。如此，方为诊治大手笔矣。2013–7–31 22:16

【好中医是战略家和思想家】如果一个中医只斤斤于一招一式或一个个经验碎片，就不会成为好中医。好中医应该是中医"战略家"和"思想家"，因战略之导向和思想之催发，无法不用、无法不使且融会贯通。清代新安医家程杏轩每治小儿暑风惊证，于内服汤药之时，皆以搗细黄土摊于凉地，上铺荷叶蒲席，再令儿卧其上，病乃速愈。究其因，乃凉土吸热（土化万物）、荷蒲解暑之故。2014-3-16 11:12

中医如何看待西医病理现象

跟西医冰火不容的中医一般不承认西医的病理现象，理由是西医的病理现象跟中医不是一个体系、一个层面的东西。

咋一看，这个理由有道理，但细分析，就有点站不住脚。

西医病理现象比如局部充血、水肿、糜烂、痉挛、实变、硬化、钙化、结石、液化、粥样变、脂肪变、血管扩张或收缩，尤其是囊肿、癌瘤等，虽然是通过西医手段获得的，但在中医意义上，也算是一类客观病理存在，故中医不应该视而不见，否则如掩耳盗铃、鸵鸟策略。只是中医对待这些病理现象，就不能站在西医病理意义上，而应该把这些病理现象完全纳入中医思维体系中来考察，即与中医"四诊合参"结合起来，获得中医意义上的精准认识；而治疗上一样，也是在中医诊断基础上，以中医理念和思维，而对机、对证、对症、对因治疗。这应该才是中医学、中医人需有的开放思想、宽阔胸怀、先进行为；这样比撇开"病理现象"而单纯以"中医"诊疗更有针对性、更可有的放矢而更具优势。因为大部分中医的功力和水平是无法诊断出体内的"器质性"病变。

今天，一外地家长慕名携其幼子来诊，西医确诊为颅内囊肿（家长不愿手术），余以这个西医病理和诊断结合中医四诊合参，诊为脑内"痰窠"，缘由气化不畅、升降失常致饮气痰浊注留于脑内，并裹挟脑内气血，似"滚雪球"般发展成痰核瘀结，此又反过来影响气机运行而成不良循环。余遂在如此诊断基础上而确立治则并处方药。特举此案以明理矣。2013-8-5 23:32

贠克强：三国时，曹操患头风，华佗诊为脑有痰窠，欲为曹施开颅术以除之，曹因疑佗杀他而拒之，最终不治而亡。华佗所言"痰窠"即今之恶性脑瘤类。华佗是怎么"看"到的？华佗诊疗方术达到了今之西医人械共致，但却早了两千年。试想，如果今天的中医有华佗的本领，是否也会诊断到和西医异名同质的病灶呢？ 2013-8-6 08:49

素娃 forever：有的，但不是所谓的中医。如果国家放开政策，这样的人会出来的，其实练功可以练出来的，就是透视功能么。每天不练功当然也会退化。从这可以推断华佗是个气功高手。2013-8-6 09:09

明医—L：原来很多时候都在想，西医用 CT、彩超做出来的结石、肿瘤等，有多少中医能够只通过四诊诊断出来呢？虽然中医也有石证、积聚等；也在疑惑，在辨证的基础上直接加入相应的药物是否合适？这下明了。2013-8-6 13:50

莱菔英：赞同博主的观点。无论是西医的病理现象还是疾病诊断，都是对疾病的认识与分析。能够有更多的分析，有何不好？或能拓宽或辅助辨证思路，使施治更有效。当然，大前提是整体观，辨证分析的思路不能乱，恰如博主！如做不好，只怨我们自己功底还不够。2013-8-7 11:02

贠克强：刚才脑囊肿患儿的家长打来电话，言其子服 8 剂药后，头痛即大减，头痛间隔时间大大延长，疼痛程度大大减轻。每每听到这样的反馈，我总是有如品好茶、苦过甘回之享受。你只有无怨无悔地把心血融入到减轻或消除病患痛苦的高尚事业中去，即使无物质回报，但你获得的精神享受不是他人所能体会到的。2013-8-15 16:08

中医治愈"糖尿病"不是神话

糖尿病（以下所论主要指 2 型）一大部分属于中医"消渴"或

"消""瘅"之病证等，但如糖尿病于其病理过程中缺如典型的"三多一少"症状时，就不能划到这个范畴。糖尿病于其病变过程中可分别表现为尿甘、痹证、风（内）证、眼病甚至痈疽、水肿等形式。虽然这些于西医角度属于并发症，但于中医而言，可归属于不同之证。

糖尿病的病因，除饮食不节、起居失常外，中医认为还跟生活及工作环境、六淫七情等亦有关联。于中医而言，可以说个体不同、病理阶段不同，具体病机也因之不同，有热有寒，有实有虚，有寒热错杂，有本虚标实，虚者阴阳气血，实者病理产物（痰湿、瘀浊等）。虽然如此，但大部分糖尿病患者又有一些共性表现，如始终贯穿着痰湿、瘀浊等病理因素痹阻脏腑脉络而气化不畅，出现向心性肥胖，但肢体远端（包括头眼）表现为阴阳气血不通而脉络缺乏煦濡之症状等。

从中医角度分析这些共性表现可知，糖尿病虽于不同的个体、不同的病理阶段具有不同的具体证机，但亦有相同或相似的终端病机。

西医角度的糖、蛋白质、脂肪三大物质以及其他微量元素，中医认为皆属于中焦脾胃所化生和运输的水谷精微物质。因此，中医首先认为，糖尿病是精微物质的运化和敷布出了问题。

什么问题？就是运化和敷布不平衡。

由于全身中心和外围之间脉络因痰湿、腐浊、血瘀阻滞而不畅、不通，导致精微物质（包括三大物质以及微量元素）运化和敷布不平衡，且前后二者互为因果而恶性循环。具体来说，就是由于饮食肥甘厚味、膏粱醇酒而活动大幅减少等各种病理因素，体内痰湿、腐浊、血瘀等滋生不化而淤堵各部脉络，以脾胃为中心的各脏器的气机升降出入因之不达、机体中心和周围远端之间的气化交通亦为不畅，导致水谷精微物质的运化和敷布失却平衡。有些地方过剩，如机体中心部位和大脉管中；有些地方不足，如周围及机体远端部位。该出的不出，如痰湿、瘀浊；不该出的总出，如精微物质（糖和其他微量元素）。这样就形成了机体中脉络不通、中心病理产物堆积和远端气血津精不足的矛盾局面和恶性循环。窃以为，这是中医角度 2 型糖尿病总的病机或终端病机。

因此，中医治疗糖尿病的总则就是：根据患者体质不同、病理阶段过程中具体证机不同（因人因时因证），而施以适宜的方药或其他中医方法，"打通"各部脉络之瘀滞，清除"障碍"，彻底恢复以脾胃为中心的各脏器的气机升降出入功能以及水谷精微物质的运输敷布渠道，"车走车路，马走马路"，留正逐邪，直至机体达到正常"内生态"气化平衡状态。

如果中医治疗方药或方法符合这个治则，则可使全身脉络通达，患体内的气化功能会逐渐重新建立，随着病理因素或产物的流通排泄，水谷精微物质会重新分配，这样脉管和机体中心中相对多余的精微物质就运化到缺乏部位中去，而逐渐达到新的平衡，整个机体"内生态"也重新达到动态平衡状态。这样，脉管中包括"血糖"在内的精微物质降下来就是顺理成章的事，这就是中医治疗"糖尿病"

的机理。

可见，中医在治疗"糖尿病"的理论和实践中，不存在"糖"这个概念，唯有针对"精微物质"的新陈代谢失衡而解决患体内的根本问题。在中医方药调治过程中，如患体"内生态"正向较高水平的气化平衡状态恢复，而患者自我感觉良好的话，即使"血糖"指标还有波动或处于较高水平，其治疗方向也是有效的、成功的，"血糖"恢复到和患体相适应的正常水平，就是必然结果。这和"血糖"虽然降到"正常水平"，而患体"内生态"病理继续恶化之状况，当有本质区别矣。因此，治疗"糖尿病"，不能单以"血糖"水平的高低来衡量有无治疗效果或效果的大小。一些医者只盯着"血糖"指标或强行降糖的思路和行为，应该引起大家的注意和反思。

由临床可知，只要患者的体质条件不错，病理发展尚处于可逆状态，处方用药对证对机，并且患者遵从医嘱、坚持良好的生活饮食习惯、坚持适当运动以及保持良好心态的话，中医治愈糖尿病就不是神话。

我个人手面上有就诊方便的糖尿病忠实患者，有者已停服降糖西药，只要无其他病患如感冒、发烧、胃病、腹泻等（这时血糖会有波动），则会隔上半个月而服两剂中药以资巩固，血糖常保持在相对正常水平，且机体整体状态尤其是患者感觉良好。这相对于西医需要每天服用降糖药物且机体整体状况不平、自我感觉时常不好、又病情变化不稳来说，自然具有明显的优势。2013-12-12 23:06

【单独中药降糖效佳而稳定】不少病例证明，糖尿病患者完全可以摆脱西药而以中药单独降糖，效佳而稳定。这是近期一位远方博友的反馈：贠老师，服药三天，尿甜基本上不显了，味咸苦。口甜仍有，口中黏腻不爽。空腹血糖从 12 降至 9.7。（2 天后）继续反馈：贠师，刚测餐后 3 小时血糖 8.9。2014-5-21 17:20

【温火暖土化尿甘】一男患糖尿病，口甘尿甜，饮食平常，大便时有完谷不化，小便有泡沫油花，舌淡暗、齿痕如锯齿，苔白腻，右脉沉濡细涩、按之略弦紧，左脉濡缓。西医对症治疗，效果不稳，血糖水平高下不定。此乃下元沉寒、火不暖土、土不化甘、（甘）泌上渗下之证，治宜温火暖土，运脾化甘。疏肾气丸去丹皮，合七味白术散加干姜、黄连予之。患者服 10 剂复诊，空腹血糖 6.6mmol/L，口甘、尿甜消失。嘱停服西药，继予原方 10 剂。三诊时，患者血糖稳定，大小便无异，自我感觉良好。遂以原方化裁，粉末嘱其冲服以巩固疗效。2014-3-19 23:35

应追究"三高"的中医学本质

西医生理指标，于中医角度，因个体不同而常规标准应该有一定程度的差异，于你而言异常，于我而言则正常。西医"三高"（高血压、高血脂、高血糖）指标在特定病理过程中作为中医治疗效果的参照之一是完全可以的，但一个中医如不在中医角度追究"三高"个体化的本质病机，治疗不追求整个机体"内生态"的动态和谐平衡，而只斤斤于西医生理指标的变化，死抠指标的所谓"正常"，把控制指标作为治疗的目的，那就不是真正的中医。2013-11-15 18:08

深圳曾庆明：谁是敌人？谁是朋友？这个问题是中医诊治的首要问题。"三高"一定是打击的对象吗？否！为什么40岁后才容易高，因为"阴气自半"，虚弱的阴精阳气，难以化解以往能消化的糖脂，所以补才是主基调。为什么现在有人30出头就"三高"，因吃得太多、动（出）得太少，所以泻才是主基调。如斤斤于某药降糖，糖必不降！ 2013-11-19 22:43

"隐晦"的脾阴虚证

五脏之中，心阴、肺阴、肝阴、肾阴及其虚证常以言及，而脾阴和脾阴虚证提及者少。涉及脾胃，常言脾阳、胃阴，而胃阳之说，天士时有言及。

那么，到底有否"脾阴"和"脾阴虚"？窃以为，有。

因脾为阴土，其性喜燥恶湿，故医者多不强调脾阴和脾阴虚。

然脾喜之"燥"乃"干爽"之意，非干燥也。如其过于干涩失润，则直接影响脾之运化之功，如因此而现病证，乃脾阴虚证，亦谓脾津虚证。

脾阴虚证，较之其他脏腑，其证候特征不是十分鲜明，如合并于其他证候中，则更易让医者忽略。

单纯脾阴虚证，寒热现象不显，慢性长期者常虚实相间，临床多见疲乏、不欲食，或有食欲但稍食即饱，胃脘时有痞满，口渴欲饮但稍饮即停，移时又渴，大便干涩，舌质淡或略红，视之失润或有裂纹（裂纹多不深不长），但舌苔常白腻，脉象多濡涩兼细。慢性患者常有面萎体瘦之状。总之，多不见常规典型意义上的阴虚证候，倒似于脾气虚证或脾虚湿阻证。

但治疗如主以甘温益气或温运化湿之法，则患者立马"上火"；如因舌红有裂纹、口渴、大便干涩而主以甘寒清滋，则患者多现"寒生"之症。治疗脾阴虚证，忌热、凉、滋、清、滞、猛，最宜不热、不凉、不滋、不腻，既宜甘润缓运，又忌滞碍不化。

余多年临床提炼，觉得以下数种药物可因证、因人而择用：太子参、山药、炒扁豆、葛根、火麻仁、柏子仁、饴糖、当归、益智仁、芡实、元肉（少量）、熟大枣（少量）、黄精（少量）等。供大家参考。2014-6-18 18:54

有琴舒歌：用药"太子参、山药、炒扁豆、葛根、火麻仁、柏子仁、饴糖、

当归、益智仁、芡实、元肉（少量）、熟大枣（少量）、黄精（少量）等"，

真是十足的干货。2014-6-18 23:04

Saw 斯基：之前我写过几条简单介绍脾阴虚的微博，现在也感谢贠老师提出脾阴虚的证治！2014-6-18 23:18

易忽略的"隐性"阴亏

　　临床上，有一类阴亏证，不存在如脉细、舌干无苔或少苔、口干渴、便干溲短这些典型证候，但这类患者稍进温燥即上火，或体瘦，或眠差，或性躁，或食量小，或食量大。细察之，可见舌体略小、舌质略红，苔透淡黄，脉濡缓或弦。这类患者温之、凉之皆不受，唯以清养柔舒见效，此亦阴亏耳。2013-12-25 12:21

老药铺：这类阴虚可能跟体质有关，也是所谓潜在病机。2013-12-25 12:29

经方 NB：这恐怕不是什么阴虚，是寒热错杂的厥阴病。这很常见，胡希恕先生常用他的核武器——柴胡桂枝干姜汤加减。临床上方药的寒热比例不好把握，我都先用针灸。2013-12-26 13:23

体质和体力

临床上时见某些患者体力相当不错，但常感冒或生发其他疾病。此即体力好，体质差。通俗讲，体力即个体力量的大小，体质即代表个体内在特质性或"内生态"的和谐度，包括各类体质分型以及其内在阴阳的平衡状态和气机的流通状态。体力好不一定体质好，体质好不一定体力好。体质比体力更具医学和健康意义。2013-11-13 16:55

"空鼻症"于中医可称"鼻痿"

温岭杀医案引出了一个医学名词——空鼻症。根据此病的一系列病理表现，从中医角度言，此乃"鼻痿"之证。西医手术治疗，只能处理解剖结构异常的问题，但不能消除患者的痛苦感觉，故属治标之策。中医辨证，其证机多为肺燥，但又有凉燥、温燥、郁燥之分。以中医辨证施治，则可解决西医手术后患者感觉异常的问题，属治本之法，其优势是显而易见的。如西医治疗后再请中医会诊，则温岭杀医惨案或可避免矣。2013-11-19 00:02

"瞑眩"的辨别

"药不瞑眩，厥疾弗瘳。"语出《尚书·说命》，意即服药后如不见眩冒昏晕或貌似加重反应，则疾病不会痊瘳（厥者，"这"或"那"之意）。

后世遂以"瞑眩"代表服药后效力发挥时的一类特异反应，但不一定"瞑眩"皆是好现象，有些"瞑眩"就是疾患加重的反应。

如何辨别呢？窃以为有这么几个关键点：第一，须严格辨别"瞑眩"的机转方向和所开方药的功效方向是否一致？如方向一致，且这个方向是向愈的，则为真正的"瞑眩"，反之则非；第二，须严格辨别"瞑眩"是邪之外散反应还是内结反应、是正胜反应还是正衰反应；第三，须细致观察"瞑眩"是短暂不稳定的还是稳定不变的。

就以前两天余所遇一例"瞑眩"反应为例说明。一中年男性患者，患失眠多年而来就诊，经四诊合参，断为痰热内结、扰神阻窍之证，遂疏以对证方药予之。不料，患者服 2 剂后，自感潮热烦躁，惊以病加，而于次日急来复诊。余重新严格审视所开方药和病证变化，即断为"瞑眩"，因由为：一者，此反应为热象，且为潮热，为热势外突之兆，而所开方药正为清宣之剂，说明此乃郁结之热经清宣之功而见突围之象，方向一致且这个"方向"是向愈的；第二，由此又知，此反应是邪之外散而不是内结之现，又是正气驱邪之见。

故予以患者适当解释，并嘱其继续服药。结果，患者继服 1 剂后，这个反应就逐渐消失了，而自我感觉较之前良好。相对来说，这个反应是短暂不稳定的，此其三也。2014-2-21 19:11

【瞑眩"余絮"】外地博友患典型"肾着证"，余起手即以肾着汤加味治之。一诊剂量不大，然平稳而应小；二诊守方加量，然其服一剂即"上火"而现牙龈红肿之状。患者对余高度信任而坚持服药，牙龈红肿随之渐消，而腰着冰凉随之渐减。此"上火"乃药热与冰邪相激相荡，"硝烟"上冲所致，后随"冰"渐消而缓缓降落矣。2014-5-20 15:45

方苑 2013：刘渡舟在营口学徒的时候，过食生冷而腹泻，老医生让他吃理中丸，他吃了腹泻仍不止，反而嗓子疼，刘老就不太敢吃了。但老大夫让他吃到肚子发热为止。理中丸继续吃下去，果然腹泻、咽痛都好了。2014-5-28 19:09

【正气酝酿"瞑眩"长】亲戚心悸（心律不齐），余以阳气不煦、阴气不济，疏炙甘草汤化裁，虑其应受性而小其量，5 剂。患者服药期间反应平稳，孰料药后竟身如软泥而无言语之力，余嘱其放心安卧静养。7 天后竟神清气爽，诸症顿平。人皆奇之。此亦"瞑眩"反应耳，唯时过长，可见正气酝酿之艰。2014-12-11 16:51

Saw 斯基：瞑眩之期，氤氲之节也。迨根荄渐固，而五常始运。叶氏《温热论·流连气分》："此时宜安舒静卧，以养阳气来复。旁人切勿惊惶，频频呼唤，扰其元气。"可谓知矣。2014-12-12 23:12

"气血漫（倒）灌"

于"大面积"邪浊郁淤（瘀）致气血不达之证，如在疏通郁淤（瘀）之时而未顾及气血的补养，则在郁淤初步通达之时，因气血"漫灌"或"倒灌"而往往导致气血相对不足，患者可出现气短、头晕、疲乏、空虚、饥饿等感觉（漫灌所致），甚至有的女性于经期突然停经（倒灌所致），此跟误治而损气伤阴有别，医者当鉴之。2013-9-27 17:53

柴虎 V：学习。这个可能也是造成"药不瞑眩，厥疾弗瘳"的原因之一吧？！现在想来是没有把握好邪正、气血的关系。谢谢贠老师分享！2013-9-27 18:22

女巫麦米：这就是人不能在劳累的时候同时按摩许多条经络，同时又喝活血化瘀饮料的原因。2013-9-27 20:17

疑难病证诊治之"波折"

于顽固疑难病证，即使高明的中医诊治，其患体反应有"波折"也是非常正常的，这些"波折"一为"瞑眩反应"，二为用方不当所致。医之明者于"波折"中会继续深化认识、修正诊治，而渐获效果。于此类病证基本上不存在应手而效、药到病除的神话。患者如经常因首诊"未效"而不断换医，则因时常错失诊治时机，以及因杂药乱投，而于自身可导致很不好的后果，不足取也！ 2014-4-15 11:42

南海客尘： 确实需要一个曲折的过程。另外应手而效不等于应手而愈，很多情况下慢性病并不存在痊愈的概念。2014-4-15 13:47

吕刚 _ 纯中医： 所谓"波折"，应是偶然一见，通常情况下是不会发生。多数病人经过初诊后，即可有或多或少的疗效，否则中医如何取信于人？2014-4-15 11:55

创新中医： 波折不能是偶尔一次，人体的复杂性有时是不好预测的。如果经常接诊复杂性疾病，你想达到理想效果是很不容易的。2014-5-30 20:58

【奔豚治误】一女，因事惊悲后觉气常于小腹、胃脘、胸咽处及右胁下攻冲者两月，脘痞呃逆，舌淡暗有瘀点、苔白腻厚，左脉滑促、

右脉沉濡略弦。辨为气郁浊阻，以柴胡疏肝散合调气饮化裁治之。5剂无显效。二诊辨为肝躁血瘀、饮停气逆之奔豚证，治宜舒肝、化饮以缓冲，遂以奔豚汤（仲师奔豚汤：甘草、川芎、当归、半夏、黄芩、葛根、白芍、生姜、甘李根白皮。余以川楝子易甘李根白皮）合苓桂枣甘汤加苏梗、厚朴化裁治之。5剂而病去十之八九矣。

2014-1-13 23:06

龙图空空：误治经验尤其宝贵，古书中不是主流，现今教材之中只见成功，不见失败，给人错觉，让人上临床后往往会被当头一棒，措手不及，束手无策。2014-1-13 23:37

伴装疯狂：肝躁如何辨？2014-1-13 23:09

贠克强：躁者，躁急，肝气不缓柔之谓，乃肝郁的发展。由脉滑促可知。

2014-1-13 23:42

【**阴伤救误**】一老年慢阻肺患者，胸结、气喘、气逆，舌红苔黄厚腻，脉大滑数。余以小陷胸汤合升降散化裁治之，服3剂后结、喘、逆消，然现口渴、失眠，舌红苔光，脉滑数。此前虽虑及年老阴亏及当下气运耗津之情，而于上方中已加天冬、花粉，但临床证明兼顾不力，以至邪去阴亏。便以仲师竹叶石膏汤化裁救误，3剂乃平。

2014-1-20 16:34

【**治咳失败的反思**】老妇原患喉源性咳嗽，新病阳虚水泛、下注上凌之凹陷性水肿、心悸、振振欲擗地，余治以真武汤化裁，服5剂新病症消，旧患依然。余又以舌脉症辨为水饮浸肺，治以小青龙汤化裁，然无显效。患者后服一个体医之验方，反获佳效。余不禁反思，同一个体新病和旧患的病机时有不相关联者。2014-8-19 18:21

Saw 斯基： 赵绍琴曾治一妪，四肢肌肉萎废，素服甘温益气升提之类，忽一日大热，大烦渴；舌胖苔白糙老且干；两脉虚濡而数，按之细弦且数；溲黄便秘，诸医皆曰气血大虚，仍用前方。赵老谓虽虚人，亦能病实，坚请用清，白虎汤未加减一帖，夜半汗出热退，再参甘寒善后，仍由甘温治其痼疾。其理殆与负师此案同也。2014-8-20 13:20

日光性皮炎就是个"二火相引"

同事患严重日光性皮炎，面部红肿起疹而奇痒。有此反应之体质者多为体内君相之火或郁逆于上，或阴虚不恋而上浮，一旦遇外界太阳之火，则内外二火相引，内火上冲奔突，则现"毁容"之象矣。同事乃君相郁逆之证，治以桑叶、菊花、蝉衣、僵蚕、黄连合导赤汤、清震汤化裁，服3剂而娇容复。2014-6-11 17:50

杨镇宇医生：轻轻宣透再加上今年的运气方，先生乃是将天时和人文很好地结合。妙！ 2014-6-12 09:22

冯门中医—冯献周 – 冯建伟：妙极！桑、菊、蝉、蚕辛凉透表，宣散少阳之热；黄连合导赤清利少阴之火从小肠而去；清震汤治甲午土运太过之湿，并上行治面部红肿起疹而奇痒。服3剂而娇容复。2014-6-12 10:24

灵猫法师：麻二越一如何？ 2014-6-12 14:56

贠克强：感觉略略温燥点、厚重点，如外寒闭内郁热者就好。2014-6-12 16:15

从吗丁啉说中西治疗之异

　　吗丁啉治疗消化不良主要在于其增强胃动力。从中医角度言，不管因虚因实，吗丁啉总是通过"强行"调动人体之机能来增强胃动力，因此吗丁啉所调动的胃动力总以消耗全身机能为代价，而非中医那样，虚者补益之，实者化解之，并以整体"内生态"的动态平衡为目标。可见，常服吗丁啉会帮倒忙的。2015-3-8 11:46

因势利导不是总对

病势的方向是由外邪或内在病理因素的方向和患体自身正气的方向共同相激相荡的结果。病势的方向往往跟正气驱邪或自调的方向一致，但正气衰弱时，这个方向往往代表邪气、邪浊外侵或内攻的方向，不一定邪从哪里来就须从哪里出。一般情况下，上者越之，下者利之，外者散之，内者引其便。不过不尽然如此，还需根据证机大局、正气流通的方向以及邪气、邪浊的虚实、性质而定，有上者还须降下，有下者还须升上，有形者则化泄，无形者宜疏散等。总之，因势利导不是总对，然病邪正盛而针锋相对，则机体多伤。相对而言，顺机体"一气周流"之方向者则多通，逆之者则多滞。

2015-3-31 22:05

【痒疹原是邪欲出】同学妻，特发性水肿两月，以防己黄芪汤合五苓散化裁，服5剂肿大减，然身起红疹而痒。自诉曾因乏力熬服家藏黄芪后，亦过敏而身起痒疹。余自信此乃水减风失依托而欲外出之佳候，遂继以防己黄芪汤合当归芍药散出入，服10剂痒疹竟去，肿亦消。服黄芪而痒疹者，乃伏风借芪力外托而欲出之象耳。启示：患者服中药"过敏"时，医者需要把"过敏"症状和中药的功效方向联系起来，再结合患体本身的病理机转，来推断"过敏"现象是

108

好是坏、是顺是逆。不一定所有的"过敏"均是坏事。2015-6-22 11:50

【晨泄晚吐痰气饮】中年女，晨泄晚吐一周，兼胃脘胀痛、嘈杂泛酸、咽如物梗，舌淡苔白腻，脉滑紧。乃痰气饮交阻于中、升降失司、清浊反位之证。晨晓阳气伸展，逼阴秽下泄；夜晚阳敛阴聚，激郁浊上泛。大法无非疏郁化痰饮、升降复清浊。遂疏半夏厚朴汤化裁：法夏、厚朴、苏梗、枇杷叶、生姜、茯苓、桂枝、陈皮、葛根、吴萸、黄连、炙草，5 剂予服。一诊后 10 日未见患者，遂电话随访，言服 5 剂后，各症均消而未来复诊。2014-12-23 11:59

冰棍 86：老师好！我于昨晚突然喉咙干痒，干咳，之前无任何外感症状，有点大便干燥，其他一切正常。我判断是燥咳。昆明最近都很干燥，温度也高，昨晚正逢朔日冬至，请问有什么用药思路呢？我今天还在干咳。2014-12-23 14:16

贠克强：根据你本地的气候和节令，可以用点甘寒凉润、轻宣肃降之品，如百合、沙参、麦冬、杏仁、杷叶、贝母等，再结合你自己的体质佐几味。2014-12-23 14:51

冰棍 86：报告老师，我先用川贝枇杷膏润肺，后因聚会饮酒转成喉咙肿痛，目赤，牙床痛，无法下咽！用三黄片泄火后，继续川贝枇杷膏，现已基本痊愈！嗓音有些嘶哑！再次感谢老师！ 2014-12-29 15:22

【蒸化之变】@ 飞过江湖：有时候寒热真的不太好辨。遇到一例饭后汗出而咳的，饮冷稍安，动或热则汗出如雨，烦不能安坐，言喜凉恶热；舌脉却毫无热象，以清热法治之无效。后告跑步时觉胸中水动荡，以温化寒饮之法治之而大效。忆起 @ 贠克强老师所说正气温化寒饮上蒸而咳的，总算能稍微理解了。2014-7-25 09:31

这是很好的一个案例。寒饮停胸，因饮重而正气无力温化，动或热时则正气即借力以消，而化汗如雨。此时正邪激荡于胸，故烦；热则激烦，凉则安静，故喜凉恶热；正气借饭热饭力蒸饮冲肺，故饭后而咳。此即寒饮蒸化之变。以温化寒饮之法治之而大效，即为"寒饮停胸"之有力证明。2014-7-25 10:47

"相似人群" 的共同病理证机

应朋友之邀，曾有齐鲁之行，于青岛顺带看了不少博友、患者的病，发现这个高节奏、高运转的海滨城市中，一些"相似人群"在健康问题上有不少共同表现（此处"相似人群"者，是指在生活环境、饮食习惯、工作压力上有相似之处的一些人群）。

我在内地基层临床 20 余年，本地患者于中医病理证机方面以特异性、个体性为主，而生活环境的影响多为次要因素，生活、饮食习惯因素如夜熬昼眠、膏粱厚味、辛辣炙烤等也引发了一些共同的病理表现，但也就是近数年来才有所抬头，至于工作压力因素导致者，也有，但还不是普遍。总之，这些因素于我本地的致病不是主要的。但这次在青岛，发现这些因素于一些"相似人群"中，对人体健康的影响竟是主要的。

在青岛所诊人群中，其外部症状表现，可以说五花八门，但从舌象、脉象来看，则有许多共同或相似之处，如舌淡齿痕或胖大、苔白腻或滑者竟占了九成，脉象弦紧者竟占了八成，而弦滑和紧滞也相当普遍（当时我也有点纳闷，是不是我切脉敏感度出了问题？但回到本地第二天出诊时，发现自己三指敏感度是没有问题的）。这些共同或相似的舌象和脉象说明，寒凝、湿（痰、饮）阻、气郁所致机体"郁压"增高，是这些"相似人群"共同的病理证机。为什么会这样呢？

首先从生活环境来看，他们皆长期生活在海滨，有者就在海边，海汽弥漫，虽然海风时吹，空气流通，但承潮湿之气则首当其冲，所以，湿气浸淫日久，由外而内，体内淤湿就不是偶然的，湿多则成饮，久聚则成痰。

从饮食习惯来说，生活在海滨，自己家里、朋友聚餐、会客应酬而时不时、动不动吃海鲜、喝青岛啤酒则是顺理成章的事。海鲜多咸寒，咸多入肾，故寒从肾生，导致肾之气化不力、不利，进一步引发水饮、水湿内停就势所必然了；而啤酒在生湿方面又可助

"一臂之力"（吃海鲜，喝啤酒，患痛风。朋友说这里痛风多多，而我这次倒未看到）。

可见，寒凝、湿（痰、饮）阻乃这类人群的主要证机。所以，肾气丸、三仁汤（我一般去通草、滑石、竹叶）、二陈汤、五苓散就成了我这次出诊的常用方了，而麻黄汤、葛根汤也用到不少，女性者多以当归芍药散加温化之品。

另外，还有一个致病因素，也相当普遍，这就是工作压力。青岛是一个前沿的、开放的、开发的副省级城市，这是其地理位置所决定的。此地好像憋着一股劲，高节奏、高运转，工作压力大，是我的明显感觉（当然，我在其他一线或前沿城市也有类似感觉）。这次青岛所诊人群中，有公司老总、员工、政府官员、公安警官、金融高管、社会打拼者等，个个曾经或现在"亚历山大"。这些人群脉多弦紧，结合其他症状，表明其气郁寒凝、气机不达、"郁压"增高之病因，恐怕主要由工作压力大所致。工作压力大竟是他们健康问题的重要甚而是主要原因。我的劝解语言，对他们中的一部分人来说，是解决不了问题的，可以说，是苍白的，因为放下压力，等于放弃工作。除了在处方中主以疏调之剂外（主以四逆散、施氏调气饮等出入），我尽量说明问题的根源、调治的方向、平时尽量能达到的注意事项等。

不仅是这类人群，对诊治的所有人群中，一次的诊治肯定解决不了问题，唯一能做到的就是，让他们明确问题的根源、解决的方向、平时的调养等。

这就是我这次青岛为时短暂之诊，对于一些"相似人群"在中医病因证机方面的认识和体会，欢迎常住青岛的博友批评指正。

2015-5-5 19:10

每天顺心顺意顺利：青岛的朋友真幸运。2015-5-5 20:14

慢中医：青岛人的舌苔，好像是一年比一年厚。2015-5-7 10:19

风温、湿温同中有异

风温、湿温同中有异，风温证候表现多动，风痰内闭者多，治疗主以涤痰清热、息风定痉；湿温表现多静，热蒸湿蒙清窍者多，治疗主以化湿清热、畅气通窍。2013-7-24 22:28

土德

《周易》云："地势坤，君子以厚德载物。"说的就是土德。土为万物之母，土又是中和之宝。浮躁之人接了地气即沉稳，有毒之物埋于土中自减毒。西医言肝是解毒之器，中医以脾（胃）为缓毒之脏。火热之品经土则火去，至阴之物过土则阴消。自然土肥万物荣，人体土旺脏腑平。土脏、土药常挂心头，应该是每个中医诊治过程中的基本要求。2013-11-27 17:42

【中土乃水火相交"过滤器"】心火下降，肾水升腾，乃水火相交；而此上下交态无论如何是绕不过中土的，且须通过中土之"过滤"方为完善。火过土则去阳躁之气，水过土则除阴寒之性。如中土缺乏生机活力，则不但"过滤"之功大减，更因壅滞而阻碍交通，使水火格拒，上热下寒，如此者临床多见，不可不察。2014-2-8 17:49

四吕大夫：水火既济有赖"过滤"——耳目一新。2014-2-8 18:14

飘泊的湖 99：上下格拒多因中土板结，所以需松土？ 2014-2-8 21:11

虚恭

　　虚恭者，屁也。外科医生对虚恭非常感兴趣，做完腹腔手术后老问患者有虚恭了没有，如有了就说明肠顺气通了，这个心也就放下了一半。不怕博友笑话，我也总跟这个"虚恭"脱不了干系。起码有五成以上的患者或当面、或电话、或私信问我，怎么服药后屁这么多？人前都不敢去。我笑言，很好！ 2013-11-28 23:07

Saw 斯基：高明之处，全在一个"屁"字。因为腑气得通，说明一身气机疏调顺畅，是这样的吗？ 2013-11-28 23:15

负克强：不但表明气机舒调顺畅，而且还是排邪排浊的好途径。2013-11-28 23:26

韩飞翔大夫：见一童患腹中结滞，接受腹针后虚恭连连，味极臭，觉大舒。2013-11-29 08:58

南斗尊者：请问先生，打嗝是不是也有类似效果呢？ 2013-11-29 00:08

负克强：如打嗝后舒服了，就是这个效果。2013-11-29 00:22

屁从子户出

《赤水玄珠》言："屁从子户出，补中益气汤加酒黄连。""屁从子户出"者，即《金匮》所云阴吹也。用补中益气汤者，乃此阴吹因中气下陷所致。妙在一味黄连：一来，因恐有气陷蕴热之机；二来，于大队温补升提之药中，加一味寒苦肃降之品，则成"对立统一"之势，疗效顿增。黄连以酒制者，减苦寒之性增灵动之气耳。
2014–11–5 17:10

中医真不是慢郎中

这两天，余患右侧头及颌面疱疹性神经痛，抽胀疼痛难忍，吃中药制片效微。今早于单位遂以小柴胡汤合龙胆泻肝汤化裁制方，嘱煎药室急煎一服。余服后不到半小时，即泄深色大解，虽疱疹变化不大而疼痛随减十之八九，于是能比较专心诊病了。心想强效止痛西药亦不过如此耳。中医真不是慢郎中。2014–1–6 23:53

老年性疾患须终身调养

老年性疾患多因生理退行性变化和因生活、环境等原因所致病理性变化"化合"而成。这一类疾患，于中医也不是短期内就能较彻底解决的。中医可最大限度改变其"内生态"，延缓退行进程，以达到相对的"老年性平衡态"为目标，故须终身调养。但这跟终身

服降压药、降糖药有本质区别矣。2014–1–19 13:53

热炼必生痰，治热须化痰

　　凡体内不管何处有热邪盘踞，则必炼津生痰矣。只是因热邪新久、部位、程度、广狭之不同，所生之痰亦有新旧、松固、深浅、厚薄、浓稀、多少之别；而新痰、松痰、浅痰、薄痰、稀痰、少痰未必就有外现之"痰"症。王孟英云："胃火盛则饮食生痰，痰愈盛则肥浓愈嗜者是也；肝火炽则津液凝痰，痰愈盛则筋络愈燥者是也。痰因火动，理自不诬。"故治热证，皆当据证情不同而适当加以化痰之品矣。2014–3–13 23:30

"三伏贴"一定要辨证

　　又到了"三伏贴"一股风的时候。"三伏贴"一定要辨证，其适宜于伏寒、伏湿、伏饮而无新疾及伏热的患者，还需方药配伍精准、制作精良。即使对证，如不配合内服内调，对痼疾的效果很有

限；如不对证，轻则耗财、费时费事，重则加重病情且引发新患，乃"赔了夫人又折兵"的买卖。2014-7-18 12:26

便秘的证机和治法

便秘者，大便不畅快，不一定粪块干结。总体病机乃阳明玄府气液不畅所致，然针对主要病理因素，可分风、湿、气、寒、热、虚六秘。风秘者，血虚风燥，治以养荣疏风；湿秘者，痰湿阻滞，治以化湿导痰；气秘者，气机升降失常，治以升清以降浊；寒秘者，寒凝也，治以温通；热秘者，热结也，治以泻通；虚秘者，分气虚、血虚、津虚、精虚之异而治之。当然，病因证机兼夹者，当合法以治。2014-7-26 14:49

飞过江湖：老师，能否分别列举一些医案参考呢？另外我遇到一位便秘患者，久治不效，后患者言大便有明显凹痕，疑为肛周病变（如内痔及西医所说肛内括约肌群失调）导致，用蜜煎导法排便通畅，然嫌麻烦不能屡用。这样的便秘中医有何方法呢？是否针刺法更合适？ 2014-7-26 15:48

负克强：肛肠器质性病变如肿瘤等所致者，应另当别论。而肛内括约肌群失调所致者，中医辨证治疗效果应该不错，针刺也应该有效。2014-7-27

自在坐忘心：我认为就有三种，气虚、血虚、气血虚。2014-7-27 08:10

【宣降疏郁通便秘】青年女，便秘不畅、三四日一行，腹胀者半年余。刻下：口不干渴，小便利，乏力，不欲食，总有饱胀感，舌淡苔薄白腻，脉滑、关略沉。脉症合参，不欲食、饱胀感、关脉略沉者，当木土郁滞、中运不畅也；小便利、口不干渴者，无伤津或水饮内遏之候；乏力者，中气不济之症；脉滑者，郁热之象；便秘不畅者，气机郁滞，玄府气液不达，大便失降失润所致矣。故此证机乃木土郁滞，升降失宜，气液不达耳。

治宜疏木土、畅升降、散郁热、达气液、通玄府。疏以升降散合四逆散化裁加减：蝉衣9g，僵蚕3g（末服），姜黄9g，生大黄9g，杏仁9g（捣），当归12g，生芪20g，柴胡8g，炒枳实9g，莱菔子9g（捣），大腹皮9g，炙甘草5g，水煎服。

患者服10剂后，大便通畅，一二日一行；饮食佳，其他各症亦消。再一月后，电话随访，言便秘未犯，身心舒畅。

【宣降润燥通便秘】16岁女，大便干秘一年余，近日一周一行，食较少，小便利，舌淡苔白腻，左脉略弦滑细，右脉滑。

此证除便秘外，更无其他明显之症，然从苔白腻、左脉略弦滑细观之，当为气郁浊阻、升降失常致玄府气液不畅且有郁热耗阴之证。治宜复升降、畅气液、散郁热、养阴津、通玄府。方疏升降散合麻子仁丸化裁加减：蝉衣 9g，僵蚕 3g（末服），姜黄 9g，生大黄 9g，杏仁 9g（捣），桃仁 9g（捣），当归 9g，生麻仁 36g（捣），炒枳实 9g，莱菔子 9g（捣），炙甘草 5g，水煎服。

患者服 5 剂后复诊，言服第 2 剂后，大便即畅，一日一次；服完 5 剂，饮食转佳。遂继以原方 5 剂予服。后其母因病来诊，诉其女两月来大便一直通畅。2015-09-02 15:46:01

夏季气短肾不纳

治数例夏季气短症效佳。共同症状为一到夏季就觉气短不续，屈身、饱食、劳动、炎热时尤甚，常须端坐放松以深呼吸；患者舌质多淡，脉多沉缓弱或略浮躁。此乃肾基不固，夏季肾气随天气又有浮越之状，则肾犹虚而纳气力乏，故见上症。治以七味都气丸合过敏煎加磁石，巩固至夏末，则大多获效。2014-8-12 12:14

绿蕉叶下客：老师您好！合过敏煎是什么意思？谢谢。2014-8-12 12:28

贠克强：不要管方名，看里面的药物组成就行。这是一首疏敛合度的处方。2014-8-13 09:55

少阳胆虚证

少阳胆虚证者，胆气不足之证，多表现为平素体弱乏力，胆怯易恐，心神不宁，眠浅梦惊，或少神默默，畏寒喜温，性格优柔寡断，唯唯诺诺，舌淡苔白，脉弱缓，或弦而按之无力。治宜益气温胆定神，可以小柴胡汤"反其向"，即以人参为主，并减柴胡、黄芩之量，再加龙骨、牡蛎、枣仁、茯神、远志。2014-8-24 01:01

食纸懒虫：老师，请问何为"反其向"？ 2014-8-24 06:44

Saw 斯基：代答，小柴胡汤重于疏泄，然胆虚之辈，虽有怯，不及为本焉，是以脉多缓、软、弱，不足之象昭然矣；纵或有弦意，亦肝胆气虚，无力疏泄而然，故要在重用参、姜、枣、草缓中补虚，并加龙牡以摄气固元，气聚则生，气散则死也。2014-8-24 07:16

Saw 斯基：《金匮要略·血痹虚劳病脉证并治》云："虚劳诸不足，风气百疾，薯蓣丸主之。"方中补正虚之品十之九，故云虚劳诸不足；祛邪实之物十之一，则是风气百疾。斯补虚为上，因纵有风气百疾，如正虚不能送邪外出，攻之则殆矣。贠师小柴胡之变法即此之谓也。2014-8-25 07:34

也说"膀胱咳"

见博友提及"膀胱咳",也顺便谈谈。其名源《素问·咳论》:"肾咳不已,则膀胱受之,膀胱咳状,咳而遗溺。"此"膀胱咳"临床多见,病机无非虚实两端。实者,郁、淤、瘀之邪客于膀胱而生"容压",咳则上源压加而下流溺出;虚者,肺肾亏而不摄,随咳则溺出,总而不脱"上压下出"之机。治宜随证,不唯五苓加参。秦伯未因此教其师曹颖甫以五苓加参治之,未可信也。2014-12-29 19:45

"头汗如血"案析

《归砚录》载:"邻人顾姓者,因少年勤内事,头皮血出如汗。此肝肾之火逆上,因血热甚,所以从发窍直出……与甘露饮而痊。"此实头汗如血,乃房事过度、斧伐肾精、阴阳不抱、心肾不交、君相二火炎上蒸营、逼营津上渗所致,故孟英以甘露饮滋阴降火而愈。此和余曾所诊红汗案有别矣。2013-8-30 11:15

【疏泄清心红汗消】一男，26 岁，出红汗一月余，如着浅色内衣一日即染红。饮食可，大解不畅，小便略黄，略疲乏，舌淡胖大、尖红、苔白腻，左脉关尺弦略沉、寸独滑，右脉濡。

红汗之症，临床少见。汗为心液，红乃火色，于人体则为心色，故红汗多是心火加逼心液外泄所致。但此案非心自生之火，实木（火母）郁土（火子）蕴、三焦湿浊淤遏致心阳蒙蔽而心火乃生矣。舌脉症合参，此证即明。

故此证之治，当达木疏土，宣畅三焦，清泄心火。方仿四逆散、导赤散合三仁汤加减化裁：柴胡 8g，杏仁 9g（捣），淡竹叶 9g，黄连 9g，滑石 12g（包煎），白蔻仁 10g（捣），炒薏仁 30g（捣），生黄芪 20g，防风 9g，玉片 9g，桂枝 2g，炙甘草 5g，水煎服。

方中柴、杏辛疏苦降达木（四逆散之意），三仁畅三焦、化湿浊，竹叶、黄连、滑石仿导赤以泄心火（不用生地者，防滋腻助湿也），2g 桂枝通心阳，防风、玉片特以疏泄土蕴，生黄芪振气化湿。全方共奏疏郁化湿，散火清心以消红汗之效。

时过两周未见患者，因是特殊病例，便电话随访，言服 5 剂后，红汗消失，故未复诊。2013-8-20 22:20

叶香岩论杂病之精华择录（摘叶案中叶氏案语）

诊之大法，先明体质强弱、形色脉象，更询起居致病因由。盖病有见证、有变证，必灼见其初、终、转、变，胸有成竹，而后施之以方。

气血阴阳，便是看诊要旨。初为气结在经，久则血伤入络，此脏腑经络气血，须分析辨明。新邪宜急散，宿邪宜缓攻。阳伤取药之气，阴伤取药之味。

肺位最高，宣辛则通，微苦则降；脾宜升则健，胃宜降则和；脾喜刚燥，胃喜柔润。

大意上焦宜降宜通，中焦宜守宜行，下焦宜潜宜固，用药大旨如此。

凡人脏腑之外，必有脉络拘拌，络中乃聚血之地。气分不效，宜治血络。凡久恙必入络，络主血，药不宜刚；病属内伤，勿事腻补；佐以辛香，是络病大旨；脉络为病，非辛香何以开郁？议宣通气血方法；（若）经年累月，邪正混处其间，草木不能驱逐，当以虫蚁，向阳分疏通逐邪，藉虫蚁血中搜逐，以攻通邪结。

由脏腑络伤，已及奇经。夫奇经，肝肾主司为多，而冲脉隶于阳明；八脉纲维一身。

医人不晓八脉之理，但指其虚，刚如桂、附，柔如地、味，皆非奇经治法。久损不复，当与味厚质静，或血肉有情，填实精髓，取其通补奇经。

奇经之结实者，必用苦辛和芳香，以通脉络；其虚者，必辛甘温补，佐以流行脉络，务在气血调和，病必痊愈。（2013 年 9 月 4 日 11:33）

辨证、辨机是关键

《归砚录》载一中年女患小溲不畅之痼疾，前医分别施以温凉利涩而乏效，渐至腰腹胀而拒按，胸高腿肿，不饥不食，二便不通并热痛异常，舌绛无津，脉软而微。孟英以阴虚气化无权施以沙参、麦冬、熟地、黄连、瓜蒌、茯苓、泽泻、紫菀、牛膝、车前，略加附子、桂心，煎成冷服。周时则溺出桶许而便随行，进粥得眠。于此案可知，辨证、辨机的关键性和决定性。2013-12-24 23:51

【**阴亏痹阻，先进峻补**】《景岳全书》云："此血气受寒则凝而留聚，聚则为痹，是为痛痹，此阴邪也……诸痹者皆在阴分，亦总由真阴衰弱，精血亏损，故三气（风寒湿）得以乘之。经曰邪入于阴则痹，正谓此也。是以治痹之法，最宜峻补真阴，使气血流行，则寒邪随去。若过用风湿痰滞等药，再伤阴分，反增其病矣。"治阴亏痹阻，常医先通后滋，景岳则倡首进峻补真阴之剂，而不怕滋腻滞碍，值得临床借鉴实践。2014-4-20 22:51

【疏郁济阴愈顽疾】中年女，胸胀痛连背、以右为甚、动则加剧两年余，遍治效微。刻下：口干苦，咽涩痛，唇干皲，食后喜呕，素兼潮热自汗，舌淡苔白腻，脉按之紧滑。显系少阳郁滞，枢机不利兼更年阴亏，相火逆突之证。遂疏小柴胡汤减大枣，合施氏调气饮（薤白、枳壳、桔梗、杏仁）加瓜蒌、白芍、生地、黄柏及微量肉桂。5剂而诸症大减，原法继之。（2015-1-27 11:14）

【虚劳湿温难调和】青年男，虚劳之体阴阳两亏，又感湿温一月余，中西屡治不效。刻下面苍黄，头痛以左侧为甚，口苦咽涩，干渴引饮，便秘溲黄，乏力；舌红紫苔黄腻，然前后大片脱苔；脉弦紧滑躁。虚劳湿温最难调和，非妙手不办。疏以局方甘露饮合麦门冬汤加柴胡、杏仁、生军。服5剂而湿温消，继理虚劳。2015-6-11 17:40

Saw 斯基：湿温虽类伤寒少阳病，然本在手少阳三焦，不在足少阳胆。《温热论》曰："邪留三焦，犹之伤寒中少阳病也。彼则和解表里之半，此则分消上下之势。"2015年6月16日13：18

【津亏失濡于内，寒闭不煦于外】

@ 冯门中医—冯献周 - 冯建伟今早来一王姓女，55 岁。两月前病全身皮肤针刺虫爬样麻痛发凉，以头皮四肤为重。医院多种检查无异常，服用多天西药无效。舌淡，苔薄白干，脉弦紧细。2014-5-18 16:32

负克强：此患寒闭阳郁，气化不畅，故舌淡苔薄白、脉弦紧；阴津内亏，加之阳郁化津不及，故苔干、脉细；皮肤失却阳煦津濡，皮毛气血不畅，欲自通自流而不得，故有针刺虫爬样麻痛发凉；头为诸阳之会，四肢乃诸阳之本，故以头皮四肤为重。建议治以当归四逆汤合黄芪桂枝五物加龟板、鳖甲。2014-5-19 10:57

【峻补心肝肾阴，消不寐顽疾】

一五旬余妇女，患不寐顽疾多年。其言平素身体尚可，但经常失眠；自诉血压低，坐电梯、看到动的东西发晕；时嗳气，坐久则下腹胀痛。舌淡舌心光剥有裂纹，周围薄白腻苔；舌下脉络青瘀曲粗；脉缓而紧，左关尺尚浮大。

此乃心肝肾阴大虚、神魂失养、五志不宁兼津虚血凝所致。治宜峻补心肝肾阴兼交通心肾、活血通络。以百合地黄汤合黄连阿胶鸡子黄汤加味：生地 42g，干百合 28g，砂仁 6g，肉桂 6g，黄连 9g，黄芩 9g，炒白芍 21g，阿胶（烊化）12g，丹参 12g，黄精 42g，五味子 12g（捣破），木瓜 10g，水煎服。每剂熬两次，两次药汁兑合，乘热烊化阿胶；等药汁稍温时，加生蛋黄两个，搅匀，然后分两次温服。忌辛辣刺激、生冷、油腻。

下面是其子（是不错的中医票友）对他母亲服药后的情况反馈：①母亲喝完第一顿药，吃完饭居然睡了一觉，应该是对证了。②母亲喝了2剂药，这两天中午和晚上都能睡。脉管柔和不小，左关尺浮大消退明显，但细，脉来缓。③母亲服了6剂药，自感晕眩、腹痛症状大大减轻，嗳气消失，睡眠基本正常，惟舌象没什么变化，饮食、大小便也正常。非常感谢您！ 2015-11-23 23:00

承启杏林720：病机分析：舌淡舌心光剥有裂纹，是中焦脾胃气虚不能生苔，因为舌中心为脾胃，加上血压低，看动东西发晕；脉缓、舌淡，一派脾胃虚象；时嗳气，久坐下腹胀痛，是脾胃不和之征；胃不和则睡不安，故失眠不寐；舌下脉络青瘀曲粗，是夹有血瘀。药用半夏泻心汤加活血祛瘀药。

2015-11-27 11:19

会诊一例重症肌无力患儿

冯门中医—冯献周—冯建伟：女，3岁。代诉双眼睑下垂一月余，近期治疗乏效。病人发病前经常晚上吵闹不安，于今年2月发现嗜睡状。后因感冒后左眼睑下垂，感冒痊愈后，左下垂眼睑未见恢复伴有右眼睑也逐渐下垂，精神疲惫，行走楼梯无力易摔跤，饮食缓慢，解便无力现象。于2016年3月3日就诊于桂林南溪山医院，临床诊断为：重症肌无力。做了心脑电图、头部CT、胸部CT及抽血检查，未查出任何问题。现症见口干喜冷饮，饮量不多；精神疲倦，上楼梯无力易摔跤；全身痒喜挠，晚上加剧，睡觉爱揭被子，冷天面红；时头汗出，易发怒，甚则动手抓人咬人；大便量少屎硬，小便次数多、量少色清。舌淡嫩红，苔薄白水滑，无脉相。出生于癸巳年，二之气，中运火运不及，厥阴风木司天，少阳相火在泉，少阴君火主气，客气太阳寒水。发病于丙申年，初之气，太阳寒水中运，少阳相火司天，厥阴风木在泉，厥阴风木主气，客气少阴君火。

自议：以理而论，此病按运气辨，风火炽盛上犯阳明，感寒失治邪入少阴致火不生土，太阴湿聚土壅木郁。我意用柴胡桂枝干姜汤加防风以助柴胡、桂枝疏肝郁散风寒，黄芩针对胆热；花粉、牡蛎针对胃燥；干姜、炙甘草加附子、白术、茯苓、人参以对脾湿肾寒。2016-3-14 15:41

贠克强：重症肌无力，中医多称为痿证。因脾胃主肌，故将其病机多归于中土不健、不能主肌，治疗多从阳明着手，因有"治痿独取阳明"之谓。

但本案患儿显非中土不健如此简单。

患儿病前经常晚上吵闹不安，又有嗜睡之状，病后双睑下垂、精神疲惫、行走不支、饮食缓慢、解便无力、小便次多色清、舌淡嫩红、苔薄白水滑，正乃一派阳乏阴困之象，非单纯中土不健矣，且表明患儿先天不足、病前已有阳馁阴扰之状。

患儿感冒后出现痿象：一来，患儿本身先天不足、抗邪无力而易于外感；二来，外感使自身元气更伤，阳气尤为亏乏而痿证见矣；三来，从感冒后患儿身痒喜挠、晚上加剧且睡觉不喜盖被、冷天面红、时头汗出、易发怒甚而挠人咬人等状可知，虽表面感冒痊愈，实则同气相求而风邪已内侵厥阴、郁伏于肝而肝之郁热由生。风邪郁热时欲突泄，则身痒、头汗；肝之郁热甚则易怒，进而挠人咬人；晚上、冷天则阴困阳郁尤甚而郁热亦甚，故身痒晚剧且不喜盖被、冷天面红；郁热内消，故见口干喜冷饮；又因阳乏不化，故饮量不多；大便量少而硬者，非全郁热所致，阳乏推运无力亦是重要之因。

总之，此案之患，究其病因机转、来龙去脉，当先天不足之体阳乏阴困于内，风侵于外并内郁厥阴、郁热由生。治宜振阳消阴，散风解郁。

此患若从运气学角度观之，患儿出生于癸巳年二之气——中运火运不及、厥阴风木司天、少阳相火在泉之年而少阴君火主气、太阳寒水客气之节。火运不及又寒水客气则少阴阳气亏乏、阴寒困遏；风木司天、君火主气则厥阴风火易得。此表明了患儿既阳乏阴困又易感风火之"运气体质"特点。同气相引，如此体质者于类似运气特点之年之节则易发少阴阳乏阴困又厥阴中风化火之病。而患儿发病于丙申年初之气，太阳寒水中运，少阳相火司天，厥阴风木在泉，厥阴风木主气，少阴君火客气。两者运气特点极为相类，正印证了这个运气因素影响下的发病规律。

此患阳乏不振最是紧要，气虚自在其中矣。如单以中气不健论治，恐捉小放大；而诸阳躁热动之象，当风伏木郁化热之象，非实热也。于振奋阳气基础上散风解郁，则郁热阳躁自消；如施以镇平通泻之治，恐一点真元面临"灭火"之虞矣。

建议真武汤合《古今录验》续命汤（"治中风痱，身体不能自收，口不能言，冒昧不知痛处，或拘急不得转侧"。可见此方于中风而致痿者甚对机也）化裁治之，然需加血肉有情之品。疏方：制附片、茯苓、炒白术、白芍、生姜合菊花、桂枝、当归、人参、石膏、杏仁、干姜、川芎、炙草加鹿角胶、龟板胶、决明子。方中真武汤振阳化阴；以菊花（易续命汤原方中之麻黄。因虑及麻黄辛温疏散，于阳乏而木燥郁热者不宜；而《外台》治风癫之侯氏黑散以菊花疏散风热为主药，故借鉴之）伍石膏疏散厥阴风热（石膏本有发越脏腑邪热之性）、宣清厥阴郁热；菊花伍白芍、决明子润肝燥、缓肝急、平肝逆；桂枝、白芍和营卫；人参、白术、茯苓、甘草健运中土、补中益气以煦养充壮肌力；当归、川芎、白芍养血活血；人参、桂枝、生姜、干姜助附子动静相得、振元通阳；杏仁宣肃肺气，合当归、决明子润肠通便；鹿角胶、龟板胶（龟鹿二仙）血肉有情，阳生阴化，为稚嫩亏乏之体阳元生生之"酵曲"，最是方中点睛之味。全方阴阳、气血、补泄、温凉、升降、动静、通养主次宜恰，相得益彰，对立统一，动态平衡，对证对机，合运合病，天人对应，一气周流，于患儿而言，应该是一张不错的方子。

另外，此患为3岁幼童，稚嫩亏乏之体，孟浪反为元气之贼，故方药剂量不宜大刀阔斧，并且小儿服药依从性差，汤药恐不能久服，所以此患最好结合针灸治疗，可灸神阙、关元、足三里等穴，针刺平补平泻天枢、神门、太冲等穴。虽是小儿随拨随应之质，然遇此顽疾重症，恐不能毕其功于一役，必得医患克服困难、坚定信心、坚守疗程，方冀有朝一日痿体康复。2016-03-17 09:26

迈克极品狼：功力深厚、学习楷模！2016-3-17 18:21

南海客尘：窃以为此例肾虚为本，外感为标，熟地不可不用，麻黄也很关键。夜间不安、身痒、面红等热象，为肾阴大虚。肾阴先亏于前，外感触发于后。最近我治的几例风痱证、痿证，皆有外感诱因，外感是病情急剧进展之诱因，宜择机交替使用续命汤和大补阴丸类，脉浮则发之，沉则补之；又逢外感亦发之，补法继之。2016-3-17 20:49

从白虎汤治袁枚重疟说起

《随园诗话》云："丙子九月，余患疟。早饮吕医药，至日昳呕逆头眩不止。家慈抱余起坐，觉血气自胸偾起，命在呼吸。适同征友南丰赵藜村来访，诊脉看方，曰：'误矣！此阳明暑疟也。误以升麻、羌活提之，将血逆流而上，惟白虎汤可治。'命速买石膏，加他药投之。甫饮一勺，如以千钧之石将肠胃压下，血气全消。未半盂，沉沉睡去，额上微汗。朦胧中闻家慈喈曰：'岂非仙丹乎！'迨醒，赵问思西瓜否，曰想甚。即命尽量食之。入口如醍醐灌顶，晚即进粥，次日愈矣。"

对袁枚于《随园诗话》所述自患医案，王孟英曾祖父王秉衡这样感叹："愚谓随园幸遇赵公而不死，赵公幸遇随园而案传。惜医家不读诗话，诗家罕知医理，故录之。"

据《中医人物词典》介绍："赵藜村，清医家，江西南丰人，擅治暑证。"恐此简介据《随园诗话》亦未可知；无《随园诗话》之功，亦恐赵藜村将掩没无闻矣。可见，古代有多少大医未留下自己的学术和经验啊！

余录此案于此，一者，为文人所记自患医案，所述症状和感觉形象逼真，亦颇有趣，更能使医者、票友领略中医之绝妙处，如"觉血气自胸偾起，命在呼吸""如以千钧之石将肠胃压下，血气全消""未半盂，沉沉睡去，额上微汗""入口如醍醐灌顶"。

二者，此案典型，另辟蹊径，大开大合，救急危于须臾，挽狂澜于既倒，理法方药俱胜，值得医界借鉴。

三者，文人所记医案，只言事实，不谈或少谈医理药功，医者可在医案"留白"处尽力探寻其蕴含的本质性东西。

如此案既言九月而患暑疟，必是伏暑之疟；既言患疟，故服吕医之药前必有热冷交替的症状；既言此阳明暑疟，又有热冷交替之症，故可知此疟之证机乃阳明伏暑，伏急而发，则发热，发后暑邪又闭伏于阳明气分，阳郁不达，则发冷；据此证机，尚知可有心胸烦闷急躁、舌红苔黄、脉洪大或沉而躁急之候；阳明暑疟而"误以升麻、羌活提之"后，觉"呕逆头眩不止"、起坐"觉血气自胸偾起"者，乃因阳明为多气多血之腑，误为升提后，则阳明浊热上冲于脑并挟血气而居于胸也，此呕逆之气必血腥气矣。假设再误进吕药一剂，必吐血耳；"如以千钧之石将肠胃压下，血气全消"，不知医理之文人以此形容白虎汤于此证之效，其贴切之妙，呼之欲出；如此阳明伏暑之疟，白虎汤清降可也，但尚觉清宣不足，窃以为可略加栀子豉汤宜焉；追醒思西瓜甚者，知邪去津伤而余热尚存矣，西瓜"入口如醍醐灌顶"者，天然白虎汤生津、清余热之爽耳。2014年2月3日23:41

有琴舒歌： 贠老师读书广博啊！暑证现在教材都是轻描淡写，这篇是一个极

好的补充。2014-2-4 07:44

明医不总明

　　明医辨证精准的时候多一些，对病因、病程、预后掌握得透彻一些，用法、用方、用药对证的时候多一些，效果显著的病例多一些。但对名医加明医常不能抱过高的期望，明医大有不明时，甚而也会犯低级错误。

　　"叶天士治金某患呕吐者数年，用泄肝安胃药年余几殆。徐灵胎诊之，谓是蓄饮，为制一方，病立已。"（见《徐批临证指南》）"薛生白治蔡辅宜夏日自外归，一蹶不起，气息奄然，口目皆闭，六脉俱沉。少外家泣于傍，亲朋议后事，谓是痰厥，不必书方，且以独参汤灌。众相顾莫敢决。有符姓者，常熟人，设医肆于枫桥，因邀之入视。符曰：'中暑也。参不可用，当服清散之剂。'众以二论相反，又相顾莫敢决，其塾师冯在田曰：'吾闻六一散能祛暑邪，盍先试之？'皆以为然。即以苇管灌之，果渐苏。符又投以解暑之剂，病即霍然。"（见徐晦堂《听雨轩杂记》）

　　叶、薛为一代大医，并非不知蓄饮、暑闭，只是于当时"一叶障目"罢了；不说大名鼎鼎的徐灵胎，即如符姓医，素无名望，而能治良医误治之疾。可见，明医不总明，小医不常小。此皆应为大家所知矣。

明医如此，虽误，然心正心善焉；而一些盗取声名以博钱财，直使患者债台高筑、家破人亡如某"治癌专家"之流者，大家则更宜擦亮眼睛矣。（2014-7-15 19:00）

治癌小兵：有时是明医本人临床操作层面的问题，但大多数是明医所掌握体系的问题，因为没有放之四海而皆准的体系，所以尽可能多地掌握各家学说和民间方药，或者尽可能用正确的科学思维进行思考，就显得更加重要。

2014-7-16 10:34

中医应对传染病就是"以不变应万变"

当下"埃博拉"还在非洲继续蔓延，国家卫生计生委派去的医学专家支援团队中，不知道有没有中医？中医防治传染病有相当不错的效果，并且操作程序简单，大量运去需要的高质量中药，开出对证的处方，在每个疫区支起大锅熬药，已感染者治疗，未感染者预防。

西医对付新型、"陌生"或病毒变异了的传染病，首先还是对症治疗和大剂量激素，但效果往往差强人意；其次就是根据病原、体重新研制"特效药"和疫苗，但即使耗时、耗资、耗人研制成功了，但往往时过境迁而派不上用场了。

中医防治传染病的历史长久，具有丰富的理论体系和实践经验。不管是什么性质的传染病，中医则总是"以不变应万变"，就是因证（传染病证候反应和病理机转的特异性）、因时（时运节气）、因地（地域）、因人（群体不同）而制定有效的防治方案和措施。

对中医防治传染病的效果，西医不相信倒也罢了，但中医自身不自信就说不过去。从《伤寒论》到《温疫论》《温病条辨》《温热经纬》再到《时病论》，皆是中医一次次和传染病斗争的成果总结；新中国成立后，从防治流脑、乙脑、甲肝，直至非典等，中医皆发挥了西医替代不了的作用。遗憾的是，对中医防治传染病，体制内主流的认识以及重视程度还远远不够，更不要说放于和西医同等的位置。2014-10-7 11:35

逼近嘴唇：贠老师说的是，我看刘渡舟老师带着郝万山老师曾经用大锅熬药治疗一群人中毒的经历，对证遣方，非常有效。不过当时我想，大铁锅的话，熬中药会不会有影响呢？一般不都是用砂锅？不过，真应该让中医去发挥效力，这种没有特效西药的病，最需要中医。2014-10-7 08:18

方药妙道

一、处方

一张处方的高低

一张处方开得好坏，评者多以处方表面是否方路清晰、清爽精简、符合经典以及君臣佐使规则等来判定。其实这些均不重要，重要的是，方药是否和具体疾病对证（证性）、对机（病机）、对因（病因）、对时（天时）、对体（体质），是否发挥临床效果最大化。一张即使庞杂的处方，只要符合如此几点便是好方。2014-11-27 11:22

何Suki：把这几个都对得上的应该也是一个简洁经典的方。2014-11-27 11:57

负克强：不一定啊！ 2014-11-27 12:02

龙隐道人：君臣佐使只是个笼统的思路，而不能当做八股文那样的套路。

2014-11-27 15:57

学方须掌握方之内在精神

建议中医学生及票友，要掌握一个成方的运用和功效，一定要从其中每味药的气味、功效、走向以及互相之间的配伍协同关系入手，再到整体的方效精神。如酸枣仁汤，其中枣仁养心安神，知母滋阴降火，茯苓既利浊又宁心，川芎理血，甘草守中调和。其中枣仁、知母、甘草偏静，茯苓、川芎偏动；枣仁入心，知母走肾，相配则养阴而降火宁心，如用生甘草，则养阴降火之功愈佳。茯苓宁心外，利浊而令气机通，川芎温活而使血分畅。全方滋清又流通气血。故此方分明可治心肾阴虚、火亢躁烦等证，亦跟仲师"虚劳虚烦不得眠"吻合。但一些教科书仅局限于肝阴不足之证，良可叹也！ 2014-12-2 16:44

紫苏薄荷的世界：之前您微博说的老人阴虚，我曾见哪里说过，年老久病者皆需考虑的。初学者或临床不久较少经验的医生就可能忽略。2014-12-2 17:07

智勇_无双：书上只能提供一两类证型供初学者参考学习，就跟例题差不多。将来到临床上，还是得根据实际情况变化作用。学方的时候应注重学习其方意，对理解、记住、运用有莫大帮助。2014-12-2 17:59

方格的刚劲和柔和

　　方格者，处方风格也，如刚劲和柔和。所谓效专力宏者刚劲，而潜移默化者柔和。100 度酒精会使细菌外壁瞬间凝固成一道屏障，酒精就再也杀不进去了，细菌于是依然活着；但 75 度酒精的效力正好相反，"润物无声"中就把细菌消灭了。而方药刚劲和柔和，在一定病情下亦有如此不同的效果反应，只是柔和者于更多的时候则更稳妥些。2015-2-14 01:05

中医人：有点断章了。有时效专力宏能起到很好作用，仲景药量少但都用药到关键，所以疗疾快，但对于很多慢性病还是得慢慢来。2015-2-14 01:16

负克强：你说的有道理。对于此博，我意：一来不能绝对化理解；二来，刚劲和柔和，不仅在于量和味，还体现于方中配伍结构以及煎法、服法、服后调护等，以此来综合考量。经方就不是单纯"效专力宏"所能涵盖矣。窃以为，经方大多具柔和兼顾之风。2015-2-14 11:50

负克强：仲师的量虽然大，但整个方子内阴药和阳药都大，故阴阳平和，而且一般只熬一煎，方内有效因子和信息的释放在一定限度内，再分次服，就基本接近现在的量了；以剂量轻取效者，如李东垣以及后世温病学家等，则是四两拨千斤的策略。2015-7-13 13:32

方构之美

程门雪（程评《叶案存真》）言叶案处方结构之美："余读其案方结构之美，则则有味，最为相契，平生心折，实缘于此，非徒然也。若同时生白诸公方案虽佳，方之结构，逊之远矣。" 2013–8–21 17:27

"三补丸"非补药

三补丸出《六科准绳》，药用黄芩、黄连、黄柏各等分，研末为丸。明明是三味清泄药吗，却为何名其"三补"？余思其意有二：一者以清为补，通过清泄邪热使正气复原；二者，存心逆反，常言"大黄治病无功"，那好，即以此"三清"反名其为"三补"以彰其功，并可消患者顾虑。2014–8–3 15:01

七味白术散不唯幼科用

七味白术散出宋·钱仲阳《小儿药证直诀》，由人参、茯苓、炒白术、藿香、木香、甘草、葛根组成。关于此方，张山雷《小儿药证直诀笺正》云："白术散一方，养胃生津液，鼓舞中州清阳之气，而不升提以摇动肾肝，脾胃家之良方，当在东垣之上，多服为佳。明人缪仲淳之资生丸子，实脱胎于此……最是幼科和平培补之妙药。"余临床广用，知张氏此言不虚，然不唯幼科矣。2013-6-22 21:58）

治癌小兵：四君子汤加木香、藿香、葛根，补脾胃气，解表。臆想东垣当年创补中益气汤，是否参考了此方，不过改藿香、葛根为柴胡、升麻而已？2013-6-22 22:16

两不沾慕少艾：此方是小孩脾虚便溏之圣方，食欲下降、健脾保健可常用。现在的名头不如小建中汤。小建中汤用来保健的话，很多便溏的人不适合，且容易上火；而小孩本是纯阳之体，建中、理中一类稍显太过，君子系列正好。乳房为胃之外廓，阳明经的气血多寡直接影响乳房和面容，女士用此方加补血之品，可以丰胸养颜。2013-6-23 09:28

好仁不好学，医家之大忌

《归砚录》中云："故抄传单方，最非易事，若好仁不好学，功过恐不相敌也。"其意为单验方也要因人、因证运用，如不加强辨宜论治学习，单凭着一颗仁心抄传单验方而盲目应用，则最不是能简单的事，往往好心办坏事，造成的过错远远大于功效。好仁不好学，应该是医家之大忌也。2013-12-6 00:27

黄昏汤

出《备急千金要方》卷十七，《圣济总录》作"夜合汤"，即"黄昏（即合欢皮）手掌大1片""治肺痈，咳有微热，烦满，胸心甲错"。《千金方衍义》曰："合欢属土与水，补阴之功最捷。其干相着即粘合不解，故治肺痈溃后长肺之要药。一名合昏，又名黄昏，宁无顾名思义之意存焉。"2015-1-30 16:48

溜肩膀123： 在辨证的基础上加合欢皮30g，治疗肺癌空洞咯血，有较好的疗效。2015-1-30 18:48

止嗽散——止嗽化痰一佳方

程钟龄止嗽散真乃止嗽化痰一佳方。止嗽散由桔梗、荆芥、紫菀、百部、白前、陈皮、甘草组成，为程氏"苦心揣摩而得"，温润和平，不寒不热，既宣又肃，升降适宜，"无攻击过当之虞，大有启门驱邪之势"。《医学心悟》"咳嗽"门中，程氏以止嗽散贯穿始终。验于临床，余多年来，不管外感内伤、抑或寒热虚实之咳嗽，皆喜以止嗽散为基础方加味治疗，多获显效。且此方于急咳可汤剂，于慢咳可散剂，或以对证汤剂冲服此散，正如《汤头歌诀》所言"为散为汤总相宜"。2013-6-13 18:03

燕子090731：原以为慢性咳嗽或咳久才用，从前很少用，都用温胆汤加减。这次一试，果然神效！经贠老师指点，孩子只服一剂，咳嗽流涕诸症均消。真心感谢！ 2013-6-13 19:26

好一个"六一散"

六一散者，方用滑石六两，甘草一两，因数而名之也；一名天水散者，天一生水、地六成之，生成之数也；又名益元散者，通气化而益一元之气也；亦名神白散者，因其色白而神之也。

方中滑石利窍，而不独利小便耳。其上能通毛腠之窍，下可利精溺之窍。宣畅开表，通郁（淤）达里；利水通阳，甘寒育阴；祛邪而不伤气，化气而不助邪，表里畅，阴阳和，不负除热益元之大名，确为气化宣降之仙方。

斯方可加味用于暑热、烦渴、涩淋、泄利四端。方加辰砂，名益元散；加薄荷少许，名鸡苏散；加青黛少许，名碧玉散；加红曲五钱，名清六丸（治赤痢）；加干姜五钱，名温六丸（治白痢）；加生柏叶、生车前、生藕节，名三生益元散（治血淋）；除甘草加吴茱萸一两，名茱萸六一散（治湿热吞酸）；除滑石加黄芪六两，大枣煎，名黄芪六一散（治虚弱、盗汗和三消证）。

以此方之气化，随证合入葱豉汤或栀豉汤，则更为四通八达矣。好一个"六一散"！2013-7-9 23:49

中医止仁：求老师解答一下，为什么教科书里说痢疾不可以利小便？想不通呀！2013-7-10 00:19

贠克强：利小便伤阴生热，故于痢疾不宜，这是常；但六一散可另当别论，只要是湿热腐蚀之泄痢，皆可用六一散加味治疗，因六一散利浊而不伤阴，并有吸附护损功效，于痢疾更宜，这是变。2013-7-10 08:45

全真一气汤——自在机杼，大雪无痕

《冯氏锦囊》中载一"全真一气汤"，其组成为熟地、麦冬、白术、牛膝、五味子、制附子、人参，主治"阴分焦燥，上实下虚，上热下寒，阴竭于内，阳越于外，斑疹热极烦躁，上喘下泻；中风大病阴虚发热，吐血咳喘，一切虚劳重症"。

其创立者清·冯楚瞻言："此方阴阳俱备，燥润合宜，驱邪扶正，达络通经。药虽七味，五脏均滋，保护森严，外邪难入；功专不泛，补速易臻，滋阴而不滞，补脾而不燥，清肺而不寒，壮火而不热，火降而心宁，荣养而肝润……此则更为脾肾阴阳两虚，上焦火多，下焦火少，脾阴不足，肾阴虚损。盖少阴脏中，重在真阳，真阳不回，则邪不去；厥阴脏中，脏司藏血，血不养则脉不起，故用此以使火降，水土健运如常，精气一复，百邪外御。俾火生土，土生金，一气化源，全此一点真阴真阳，镇纳丹田，以为保生之计而已，即名之曰全真一气汤。"近代何廉臣言："此为冯楚瞻《锦囊》中得意之方。功在于一派滋养阴液之中，得参、附气化，俾上能散津于肺，下能输精于肾，且附子得牛膝引火下行，不为食气之壮火，而为生气之少火，大有云腾致雨之妙，故救阴最速。"

窃以为，此方中虽少有明显的气机升降之品，但其中蕴涵着"一气周流"之活法机要，真乃"气化"大局中无"气流"之痕迹，乃"自在机杼，大雪无痕"之境。方中白术一味最妙，健运中土以畅上下交通之道；若无白术，则方失枢纽归于平庸耳。此方不仅佳于阴竭阳越之急救，于素常各科慢病缓疾属阴虚于下、阳（火）浮于上及上热下寒、上实下虚、上浊下清、上重下轻之证者皆为妙构，尤其宜于中老年妇女更年期疾病而证属于此者。2014-2-25 00:28

半夏白术天麻汤

半夏白术天麻汤出于清代著名医家程钟龄的《医学心悟》，该方由半夏、白术、天麻、茯苓、橘红、甘草、生姜、大枣组成，只要痰湿淤阻、气血周流不畅，引发机体内局部或大部"郁压"增高而见舌暗苔白腻、脉滑紧或濡中带紧者，皆可以半夏白术天麻汤化裁治之，而非定以头晕、脉弦之风症，即使患者刻下是低血压。切不可因此方为所谓"降压"之方而自设思囚。其中天麻益阴潜降，通络减压，然无关西医之血压矣。2014-12-5 12:06

防风煮散

履冰子：老师们帮忙分析一下《千金方》里的防风煮散这个方！治肝实热、梦怒、虚惊。组成：防风、茯苓、白术、玉竹、橘皮、丹参各一两三分，细辛、甘草、升麻、黄芩各一两，大枣三十七枚，射干一两，酸枣仁三分。其中用细辛、射干、茯苓、白术的思路是什么？谢谢老师！2015-2-16 17:35

贠克强：这个方子明显是经方、经药的路子。《金匮要略》云："见肝之病，知肝传脾，当先实脾。"此方用茯苓、白术即此意也；至于用细辛、射干者，可参《金匮》射干麻黄汤以会其意。细辛、射干辛开苦降，一温一寒，合则平逆、散结、肃肺。二者于此方，则为治疗或预防肝热冲侮肺脏致肺气郁逆之候。此方治肝，又兼顾我克、我侮之脏矣。2015-2-17 00:59

加味连苏饮

　　加味连苏饮乃近代京陵名医张简斋于清朝薛生白之连苏饮（黄连、苏叶）加吴萸、白蔻而成。连苏饮本薛氏为湿热证而肺胃不和、胃热移肺、呕恶不止所设；张氏加二味，辛宣芳化，降浊泄热，辛苦并施，温中有凉，内外兼顾，凡肺胃热浊、或肝胃郁腐、或中土

湿热、或膜原秽浊、或外感邪瘴之证，皆可收四两千斤之效。2015-4-13 12:10

升阳益胃汤——脏器脱垂之佳方

升阳益胃汤为东垣名方，出自《内外伤辨惑论》，由黄芪、人参、白术、半夏、陈皮、柴胡、防风、羌活、独活、茯苓、泽泻、白芍、黄连、炙草组成，主治"脾胃虚弱，怠惰嗜卧；时值秋燥令行，湿热方退，体重节痛，口苦舌干，心不思食，食不知味，大便不调，小便频数；兼见肺病，洒淅恶寒，惨惨不乐，乃阳气不升也。"从方构来看，其中黄芪、四君子补中益气；半夏、陈皮化痰燥湿；茯苓、泽泻淡渗利湿泄浊；柴胡、防风、羌活、独活四风药既能以风胜湿，又可升阳提气。以风药用于升阳益胃，乃李氏经得住考验的最具亮点的学术特色之一。一味白芍乃阳药队伍中一阴药，养阴和血；一味黄连乃温补辛散药队中一苦寒，清凉泄降。二药既防阳药伤阴、辛温生燥、药邪格拒，又可作为补气升阳之"支点"，使方之"主力"发挥更大功效。此二味当此方最为妙处佳构。此方补中、上升、下渗，而补中有散，发中有收，对立统一，动态平衡，效果显著，不愧是传世名方。

升阳益胃汤于临床用于脾胃气虚、中土不运、风湿蕴滞之证，其效果自不待言，而用以治疗中气虚陷不运、湿浊阻遏下注之脏器脱垂如胃下垂、脱肛等，亦为屡验不爽。

【升中有降愈脱肛】中年女，脱肛多年，时缓时重，乏力嗜睡，不欲食饮，便干，舌淡暗尖略红，苔白腻厚，脉濡中带滑。乃气虚湿注、升降失宜之证。疏以东垣升阳益胃汤合三仁汤化裁治之：生芪、党参、白术、法夏、陈皮、茯苓、防风、羌活、柴胡、炒白芍、杏仁、白蔻仁、薏苡仁、黄连、桔梗、炙草。此主以益气化湿外，风药胜湿并升提，三仁畅三焦，夏、杏、连者为升中之降。服15剂而愈。

2014-9-9 18:00

龙隐道人：请问贠老师，脱肛说明主要病机是中气下陷，为什么补中益气的同时还要配上半夏、杏仁降气呢？2014-9-9 20:00

贠克强：这正是于此案我要表达的一个意思。升中有降，升化为主，相激相荡，对立统一。2014-9-10 09:23

【产后外痹又下脱】一女，产后摄养失宜，外而风寒湿痹、肢体痛麻，下而脱肛垂注，兼乏力自汗，腰酸困痛，舌淡胖大齿痕，苔白腻滑，脉左濡兼滑、右略沉紧。乃风寒湿邪侵袭于外，脾肾气虚不摄于内，升降失司，湿注于下，疏李氏升阳益胃汤、张氏寿胎丸合

而化裁以治。服 5 剂而痹、脱各症大减，脉转濡缓略滑。遂以原方出入继之。2014-12-30 17:35

【会诊】@ 冯门中医——冯献周 - 冯建伟：一男，72 岁。因干咳胸闷，肿瘤医院诊为肺癌。入院时无其他不适，化疗一疗程，增干呕、厌食、腹满便溏次多、乏力神疲，舌胖淡，苔厚浊腻，脉沉缓。3 天前来吾处，因肿瘤医院开中药 7 剂，吾嘱其回家先服用以观后效，刚电话预约下午来开药。吾对此病实无经验，特求各位指导。2014-8-8 10:35

贠克强：此证机当是化疗大损脾气，致中焦化运乏力，升降失司，药毒（化疗之毒）合湿浊郁阻，正乃本虚标实之证。去实则正愈虚，扶正则邪愈实。建议健中运、复升降和疏湿浊、化药毒并举，相辅相成，不可偏废。可否以升阳益胃汤去柴、芍，加木瓜、滑石、焦三仙一用？ 2014-8-8 12:19

生化汤

生化汤出于清代《傅青主女科》，由当归八钱，川芎三钱，桃仁（去皮尖）十四枚，炮干姜五分，（炙）甘草五分组成。黄酒、童便各半煎服，主治产后瘀血腹痛、恶露不行、小腹冷痛。由于其功用为化瘀生新，温经止痛，故名生化。生化汤中诸药皆行养血化瘀、温通排浊之效，唯童便一味，意义深妙。一来以其咸寒之性引阳药入于血海阴浊，以防药浊格拒；二来益阴平热，稍为佐使，则和方内其他辛温之品略成激荡之势，对立统一，使推陈致新之功更著；三来引败血下行矣。2016-1-28 11:57

祈望那一天：员老师，跟您请教一下。儿枕是哪里？后脑勺吗？不好意思，我陋见。2016-1-28 14:35

员克强：产妇因胎盘残留、恶露不行、败血不去等引发的小腹、少腹疼痛，古人言此乃胎儿"枕头"（实指胎盘的一部分）留在子宫内引起的疼痛，故名"儿枕痛"。2016-1-28 15:20

祈望那一天：谢谢员老师的详细解答。呵呵，我太惭愧了！丢人！看了这么长时间中医书，怎么就没看到过"儿枕痛"呢！当然，我不知道的还太多，要加油啊！2016-1-28 15:59

员克强：不丢人！这是中医妇科的问题，比较生僻。2016-1-28 16:02

二、用药

治"湿、痰、饮"用药宜细分别

湿、痰、饮三者，湿聚成痰，湿多成饮，饮凝亦痰，其因皆为津液气化敷布无力或障碍所致，一源三形，性类质异。

治此三者，治则无非祛湿、化痰、利饮，医者皆知，然涉及具体用药，则必须严谨考究，区别对待，不可因其性类而混用。

有一类药属痰、湿同治之品，如半夏、陈皮、茯苓等，其中茯苓又痰、湿、饮同治，而夏、陈未必治饮。

单以痰、湿、饮而论，湿可燥、可利、可宣（如二陈、苍术、泽泻、车前、防风、羌活等），而痰宜消化或燥化，饮宜温化。

如以一些香燥泄利治湿之品（如藿香、佩兰、砂仁、木香、香附、泽泻、车前、滑石等）治痰，则痰愈发坚紧顽固矣；如单以燥利治湿之属治饮，亦恐如"拂尘扫砂——尘移砂未动"，而非得加温通之品（如桂枝、干姜、附子等）不可；如以温通治饮之药治湿，则恐湿未去而热又生矣。

总之，痰、湿、饮性虽类同，而用药自有机妙区别之处，于理论、于临证不可不深究矣。2013-6-20 11:28

磨中医：一源三形，首在辨清，其次在用药考究。如治饮淡以利之，投用温辛重剂反易拒而不相入或变证多端，用药貌似大方向对的情况也许于病无益，所以细节是魔鬼啊！2013-6-20 15:54

柴胡劫肝阴，葛根竭胃汁

"柴胡劫肝阴，葛根竭胃汁"，此为天士名言，但理非绝对。

柴胡劫不劫肝阴，全在量、在证、在人。多年经验，其量小疏郁，量大不但劫肝阴，且耗气伤津。于虚证、虚体，量小为运而有益无害，量大当损而不敢造次；于实证、实体，适量疏化乃佳，量小不及，量大亦伤。正是：有邪邪当，无邪人当；量小运气，量中散邪，量大伤正。

至于"葛根竭胃汁"，更要辩证地看待。《本经》云葛根"主消渴、身大热、呕吐、诸痹，起阴气，解诸毒"。主消渴、起阴气者，乃可生津液、布阴津也。余临床经验，葛根量大解痉通络，量小生

157

津布津，而其通络之功正是以其疏宣、解痉、松络来实现的。余用葛根量过 60g 者时有，于气津并不丰盛之体，亦未见胃津有伤之变。余于他药，量常宁小勿大，但于葛根时例外。那么天士何来"葛根竭胃汁"之说？想必叶氏以其可升散胃津而使胃液相对乏缺而有此言矣。

总之，叶氏此言，有其理寓焉，但须相对且辩证来看。2013-9-24 12:30

悬壶漫步：三苏祠藏苏东坡医案有"柴胡劫肝"之说，多以生地佐之，肝体阴用阳之故。可供临证参考。2013-9-24 17:10

柴胡的效与量

柴胡辛凉，其功可以《本经》所云"推陈致新"一语以蔽之，具体而言，则有疏解退热（外热）、宣透郁热（内热）、疏肝解郁、升阳举陷、拨利枢机、轻宣气机、透达膜原等。

柴胡毕竟辛散之品，量大定有损气耗津之弊。叶天士有"柴胡劫肝阴"之说，虽说有绝对之嫌，然不无道理。柴胡用量大小，全凭其于处方中所担功用，还需结合患者个体、病理机制以及处方中的配伍情况。正所谓有邪邪当，无邪人当。余之经验，以成人为例，疏解退热每剂多用 12 ～ 18g，宣透郁热、疏肝解郁、透达膜原 8 ～ 12g，升阳举陷 3 ～ 5g，拨利枢机 5 ～ 8g，轻宣气机 3 ～ 8g 足矣。此相对而言，然患者体壮者可略大，体弱者可略小；病急者宜大，病缓者宜小；郁浅需流动者宜小，伏深需透达者宜大；于虚亏之体需量大者，则须有顾正之配伍。参仲师之用，柴胡半斤，然皆一煎三服，则实量不大，且方中尚有参、草、姜、枣、芍、桂、栝楼根等顾正之品，故无伤损之虞。2016-1-22 12:03

"四黄"非惟"刚劲"之性

四黄者，黄芩、黄连、黄柏、大黄也。

医多以"四黄"作清泻攻伐之"刚药"用，且多以苦寒败胃、伤阳劫阴而常存戒心。其实，"四黄"自有其"平易近人"的一面，正如即使虎狼之辈亦有"柔情款款"之时。

少阳宜常宁，而几许黄芩于其最佳；阳明宜常厚，而少许黄连于其最妙；少阴宜常坚，而些许黄柏于其最得力；有"将军"之誉的大黄，小量之使亦可如"徐徐春风"，化腐生新，降浊生清。

"四黄"炒炭运用，则平添"温和"之性，且入络入血，少暴烈伤正之偏；黄芩、黄连、大黄如以麻沸水渍之以用，则宣化热痞最宜，此即仲圣三黄泻心汤之用耳。另，上始仲圣，下至清代各温病大家，时以"四黄"之一二合于温补之剂，作"反激逆从"之使，以燮理阴阳。

可见，欲使"刚暴"之药转作"温柔"之用，关键还在于用法、用量及配伍之异。这个用法、用量亦属"重药轻投""浊药清用""刚药柔使"焉；而配伍者，则可伍以中和降暴之品矣。2013-10-14 17:27

胡鹏_知行：以炮制、剂量、煎服法细调，恰当用之，刚烈之品亦可化绕指之柔，此"变化之道"，最宜深讲。负师笔耕劝学，辛苦了。2013-10-14 17:50

焦三仙"减肥"

为有些"肥胖"者处方，余时加用焦三仙，略知医理之患者常惊呼："还让我多吃吗？！"余答曰："你之常饥善食，乃因浊腐郁遏中焦化热致消谷善饥矣；你之肥，乃因脾胃化运不畅致痰湿堆积耳。焦三仙可畅化运、除痰湿、散郁腐，故可'减肥'也。"如此者，余

于临床屡验矣。2013-10-9 11:25

柴虎 V：贠老师，请问您对邪热不杀谷怎么看？2013-10-9 11:37

贠克强：此仲师《伤寒论·辨脉法》中语。杀谷者，消食而化运也。此意：虽说火生土，即胃土须在正火之温煦下方能消化谷食，但邪火是起不到这个作用的。然《灵枢》又有"消谷善饥"之言，此云胃有邪火，使谷食腐化过快，邪火又消烁谷之精微，则机体反得不到水谷精微之荣养，故常消瘦。胃腑常处于空虚状态，故"善饥"。此和前者看似矛盾，但其实质皆是"消而不能正常化运"。可见二者之精神是一致的。2013-10-9 18:13

有琴舒歌：有位老师教夜大，一中年学员要求给个简便减肥降脂的方法，说自己已经脂肪肝了。老师检查后建议他一味泽泻煎服，他就质疑利尿减肥不是不可取的吗？结果两月过后，血脂正常，腰围减小。盖湿去正复则体健矣。事虽异，理与贠师所论则一也。2013-10-9 11:42

贠克强：焦三仙的功效不局限于消食，还在于健化运、畅气机。如果配伍对证的药物会更好。2013-10-9 17:29

谷食炭消谷食积

　　谷食炭，谷类所做固性食物经草木火烧而成炭者。谷食炭化消食

161

积尤其是谷食之积的效果，经无数实践所证实，对同种食积其效更佳（小时候吃不对付了，母亲特意烤焦一块馍，吃了立马就好。忆其景其情，不胜感慨）。究其因，炭本有消腐化浊之功，以谷食炭者，"生化循环""同气相求"并"吸附谷气"之用也。2014-11-2 14:08

飞过江湖：有人可能对此不解，为何吃多了还要再吃？其实谷物化炭，其中精、气已失，就如同脱水的海绵；吃进去后，它就自然要吸收谷物之精气，如同海绵吸水。腹中多余的水谷精气被吸收，人体的负担自然就被减轻了。
2014-11-2 15:09

甘寒、咸寒之异

甘寒生津，重在肺胃；咸寒育阴，重在肝肾。2014-12-22 11:39

中药的智慧

《甘肃日报》（2013-11-26）里这样谈中药："凡俗的中药，随处可取，甚至隐于一日三餐。无论王侯将相，还是布衣平民；无论金领白领，还是蓝领雇员，只要身体有恙，在它面前，一律平等。它蕴藏着源于自然环境的美丽和健康；它源于自然，归于自然，总是以神奇的疗效，让人领悟生命的起承转合。"

"当你有恙在身，通过一只粗瓷碗或一只精致的茶杯服用一段时期的中药，便可调理你的不适。用中药其实就是一种人生历练，总是将对自己的爱、对他人的爱融于细煎慢熬的过程之中。活泛动人的中药名字，诸如当归、独活、沉香、忍冬之类，分明是诗意的凝结，智慧的升华，和谐的所在。"

"这一刹那的感觉，如京剧脸谱，如国画意境，传统而奇妙的中医文化竟是如此清晰具象，你不能不感慨中华医药的博大精深。抓得草药，回家用砂锅细煎慢熬，药香扑鼻，满屋四溢。这样的时候，草木的婉转美丽在心头荡漾，便有了一份无言的心里慰藉，感觉中，病情也好了一多半。"

"中药，作为中庸、调和的药物，其实贯通了尘世之间的生存之道。当然，作为单纯的药物而言，中药虽不能左右一个人的悲喜荣辱，却能够以厚重持久的态势，调剂一个人身心的冷暖。"2013-11-27 11:41

野苋菜复明

《归砚录》载:"徐洄溪云:尝见一人头风痛甚,两目皆盲,遍求良医不效。有友人教以用十字路口及人家屋脚旁野苋菜,煎汤注壶内,塞住壶嘴,以双目就壶熏之。日渐见光,竟得复明。"孟英谓:"考本草,苋通九窍,其实主青盲明目,而'苋'字从'见',益叹古圣取义之精。"2013-12-12 17:43

"透邪转气"之良药——豆豉

温病常有"透热转气"之治,这个"透"乃透散之意。豆豉就是一味"疏表"兼具"透散"的良药。

以豆豉宣透解郁源于仲师栀子豉汤及类方(栀子豉汤、栀子甘草豉汤、栀子生姜豉汤、枳实栀子豉汤),其辛甘微苦、微寒,苦而不燥,寒而不凝,发汗不伤阳,透达不损阴,解郁除烦化滞而无凉遏之弊。豆豉"透达"之功,尤令人称道,不论外感或内生之邪、不论风寒暑湿燥火,皆可透治。如风寒外束者,可配以葱白,即是为医皆知的葱豉汤;如风热犯卫者,则配以银花、连翘、薄荷等,即为温病名方银翘散；如热郁烦懊者，则配以栀子，即乃大名鼎鼎的经方栀子豉汤；如热入营血，劫烁真阴或燥邪伤津者，则配以生地，乃为《肘后方》黑膏之主配；如（暑）湿浊阻遏者，则配以苍术、藿香、佩兰、豆卷等；如痰热（火）郁蕴者，则配以胆星、天竺黄、竹茹等。

可见，温病"透热转气"之法可延伸为杂证"透邪转气"之则。不管外感还是内生，只要是邪实表里之证，"透邪转气"之法皆可运用，而豆豉无疑是一味"透邪转气"之佳良妙药。2013-6-23 17:58

成形之气：一味豆豉果真能透越肌肉、疏发诸邪？那么还有什么邪气能藏于体内不出呢？所以"透热转气"与"透邪转气"不可等同。2013-6-23 22:37

贠克强：透邪者，透达表里内外；转气者，转动气机。故"透邪转气"可运用于邪实表里之证，非只用豆豉；"透邪转气"乃"透热转气"之延伸，不仅适于温病，而且还适于各科杂证，故适应范围更广。2013-6-24 10:48

老药铺：赵绍琴先生用葱白、豆豉、生姜三味，治疗外感风寒之轻证。2013-6-24 18:01

夏暑良药——香薷

香薷，味辛、微温，散寒解表，化湿行水，温胃和中，适宜于夏季贪凉饮冷、感冒风寒暑湿致恶寒发热、头疼无汗、脘痞呕恶、或腹痛吐泻、小便不利等症。

香薷，辛而不烈，温而不燥，有"夏月麻黄"之称，李时珍《本草纲目》载："世医治暑病，以香薷饮为首药。然暑有乘凉饮冷，致阳气为阴邪所遏，遂病头痛，发热恶寒，烦躁口渴，或吐或泻，或霍乱者，宜用此药。"

以香薷、生黄芪、炒白扁豆（捣碎）、厚朴各 5g，煎水泡焖后代茶温服，可防治夏季空调病及暑湿感冒、贪凉饮冷所致病患。2013-8-9 11:59

三焦之"叶"

上焦之叶：桑叶、苏叶、薄荷叶、枇杷叶、荷叶、竹叶等；中焦之叶：藿香叶、佩兰叶、枇杷叶、荷叶等；下焦之叶：竹叶、番泻叶、功劳叶等。叶质轻气清，多走上焦，灵动不伤，用于温病和

小儿之证者多；把"叶子"用活了，乃温病家功力之一，其典型方，莫过于薛氏五叶芦根汤矣。2013-8-22 18:24

凌书策半成仙儿：不能更加赞同！轻清宣化，薛氏五叶芦根汤。2013-8-22 19:04

老药铺：飞花拈叶，此之谓也。2013-8-23 13:23

传统中医－唐略：外科，还常用菊花叶、芙蓉叶、苍耳叶等。2013-8-23 13:34

沧海—DICK：为什么竹叶入上下焦？似乎有点矛盾啊。还有荷叶？求解惑。2013-8-23 14:31

负克强：竹叶清心生津除烦，治心火烦渴，故言入上焦；又能利尿导热（导赤），治下焦热淋，故又言入下焦。其实，其清心的一部分功效是由利尿完成的。这就是中药的双相或多经、多位性。荷叶也一样。2013-8-23 15:01

中医小刘：对于疏肝气、散郁结，个人常于相应方药中增入橘叶为剂。2013-8-23 18:23

Doctor 杨凯：芙蓉叶为治糜烂性胃炎的要药，功能是清热解毒、排脓消肿。历来均用以外敷治疗疮疡痈疽。糜烂性胃炎，其糜烂处与痈疽之已溃者病机相似，故移治之，功效甚佳。2014-10-17 21:06

中药"花会"阵阵香

解郁之花：佛手花、合欢花、玫瑰花、梅花、黄花；清解之花：菊花、密蒙花、金银花；活血之花：红花、月季花、凌霄花；止血之花：槐花；化痰止咳之花：旋覆花、款冬花、洋金花（有毒）；化湿之花：厚朴花、扁豆花；解酒之花：葛花。花乃春天的使者，故多能疏肝解郁。2013-8-24 17:07

中医心灯：还真是飞花拈叶了。2013-8-24 17:09

芋头微波：花谢花飞飞漫天，中药之花有谁炼？ 2013-8-25 07:52

中药"百子闹秋图"

"子"是秋天的收成。秋应肺肠而降，凡子多润，故"子"多润肺、润肠而缓降；又，"子"是"生命"的胚胎源头，故有些"子"有益肾强生殖之功，如名方"五子衍宗丸"即以五种"子"组成。但各"子"其效又有特异之处。

润下之子：火麻仁、郁李仁、瓜蒌仁、桃仁、杏仁、决明子、柏子仁、槟榔等；

峻下之子：巴豆、牵牛子、千金子（有毒）；

温阳之子：蛇床子、沙苑子、菟丝子、韭子、补骨脂、胡芦巴、益智仁、胡桃仁等；

滋阴之子：枸杞子、桑椹、女贞子、黑芝麻、五味子等；

养心之子：酸枣仁、柏子仁；

敛涩之子：白果、益智仁、浮小麦、诃子、肉豆蔻、莲子、芡实、金樱子、覆盆子、五味子等；

温散之子：苍耳子；

凉散之子：牛蒡子、豆豉、蔓荆子等；

清解之子：连翘、栀子、青葙子、绿豆等；

化湿之子：砂仁、白豆蔻、草豆蔻、扁豆、木瓜等；

利湿（水）之子：薏苡仁、车前子、地肤子、赤小豆、海金沙、冬葵子、椒目、槟榔等；

温通之子：吴茱萸、花椒、小茴香、大茴香、砂仁等；

行气之子：砂仁、枳实、香附子、川楝子、荔枝核、刀豆子、槟榔等；

降气之子：杏仁、苏子、葶苈子、莱菔子等；

消食之子：山楂、麦芽、谷芽、莱菔子；

化痰之子：白芥子、皂荚子、瓜蒌仁、莱菔子等；

平肝之子：决明子、青葙子、茺蔚子、刺蒺藜等；

活血之子：桃仁、茺蔚子；

止血之子：槐角子；

驱虫之子：使君子、南瓜子、槟榔、榧子等；

攻毒之子：马钱子（外用）、大风子（外用）。

真乃一幅"百子闹秋图"。2013-8-25 16:40

中药"同类三配"了不得

三才：天冬、地黄、人参，益元填精，气阴两补；

三仁：杏仁、白蔻仁、薏苡仁，宣化三焦湿浊郁气；

三石：滑石、石膏、寒水石，清宣三焦气分实热；

三黄：黄芩、黄连、黄柏，清泄三焦气分湿热；

又三黄：黄芩、黄连、大黄（即三黄泻心汤），清热泻火，除痞开结（渍之宜于无形热痞，熬之适于有形热结）；

三甲：牡蛎、龟板、鳖甲，软坚散结，滋阴通络，填精镇逆；

又三甲：地鳖虫、鳖甲、穿山甲，化瘀破滞，搜剔活络。

老子曰："道生一，一生二，二生三，三生万物。"2013-8-30 16:16

槐杏中医：川断、狗脊、杜仲，治经水淋漓、白带淋漓、小便淋漓。或单、

或双、或合，阴中求之加寄生。2013-8-30 16:19

曦曦然：三阴之三补，山药、山萸肉、熟地；补中健脾，党参、白术、茯苓；阳黄三味，茵陈、栀子、大黄；健脾利水，白术、茯苓、泽泻，三生万物。2013-8-31 23:44

一药量异效不同

医者切不可拘泥于某一味药的所谓专一功效，实乃一药量异则效不同。如附子量大回阳，量小通阳；黄连量大清火，量小厚肠胃；白术量大通便，量小健脾；桂枝量大平冲，量小化气；尤其是"三仁"（杏仁、白蔻仁、薏苡仁）量大宣泄，量小利气。医者如把一味药掌握得跟自己手指一样灵活，则可伸展自如、存乎一心。2013-9-17 18:28

骑小轮的放大机：请问老师，什么是厚肠胃？另外，白术通便与否，是跟用量有关，还是与炮制有关？2013-9-17 22:39

贠克强："厚肠胃"，使动语，"使肠胃厚"的意思。厚者，厚实之意。白术通便既跟生熟有关，又跟用量有关。2013-9-17 22:57

人参分不了阴阳

《本经》言人参"主补五脏，安精神，定魂魄……开心益智"，后世皆公认为"大补元气"。于虚脱之证，独参汤大补元气、挽虚固脱，此为定理；然于慢性虚疾，单味人参真分不了补阴还是补阳，而全在于配伍，配阳药则温阳补气，伍阴药则益阴养血，且人参气厚，守而不走，固体最佳。2013-9-27 16:49

治癌小兵：白人参单味作用是大补气阴，此从人参的生长环境和临床可证。例如，独参汤救崩漏欲绝之妇、气阴脱；人含参片，久行不乏。2013-9-27 16:59

柴虎 V：天、人、地三才，人参居中，得中气，阴阳皆宜。2013-9-27 16:59

机智的平底锅：王绵之（《王绵之讲方剂》）："人参用在任何药的配伍当中，可以加强它的作用。例如说，在补气药中就加强补气的作用，在补血药中能加强补血的作用，补阴补阳也都可以相配，同样可以起到加强的作用……人参加在其他不同的药里边，可以加强不同的作用，作为从属地位来用，分量是较小的。"2013-9-27 19:20

无用先生 lock：人参较之地黄显补气也。气聚而动，可升提，补阳也。然味微苦、微寒，自有一股清凉肃降之性，气凝成津液，补阴也。一药自成太极。2013-10-5 07:32

桑、菊是凉肝妙品

桑叶、菊花，多用于肺卫热（温）邪，有名的桑菊饮即以此为君。桑、菊辛凉，秉金秋之气最浓，然气轻清，灵动而不重浊，少伤正之弊，实乃以金凉木、轻以去实之妙品。凡肝热、肝亢、肝风等皆可以其清凉宣散了之，其功之达源于辛散凉降，比金石重镇自高一筹。香岩常用，余临证屡验不爽。2013-10-6 11:20

中医心灯：桑、菊重在凉、散，故无论内外风均可斟酌应用。张简斋老清肝喜用桑叶络，更具疏达之性；其与僵蚕相配，二物联系密切，能共奏清降达散之功。可惜现今桑叶络很少有卖了。2013-10-6 13:11

机智的平底锅：请问负老师，您对傅青主认为桑叶"可滋肾之阴，又有收敛之妙"是怎么看的？ 2013-10-6 22:52

负克强：收敛是因为桑叶秉秋敛之气，因质轻味辛而又有轻宣之功，故具有敛、散双向性。至于滋肾阴，我还真不理解。2013-10-6 23:01

葛根、花粉之异同

葛根，《本经》云"主消渴、身大热、呕吐、诸痹，起阴气，解诸毒";花粉,《本经》云"主治消渴身热,烦满大热,补虚安中,续绝伤"。

从经文看,二者同主消渴、身热且通经和络;而仲圣治痉,则一用葛根于葛根汤以治刚痉,一用花粉于栝楼桂枝汤以治柔痉。可见,二者之功效既有其共性,亦有较大差异。

通过参照仲圣和历代大家之用,再结合临床,可知二者之异在于:葛根辛甘、凉,以辛凉透表而解热,性升散;花粉甘微苦、微寒,以甘寒生津而清热,性微降。葛根以解表通经缓痉为主效,兼以生津升清,疏中有生;花粉以生津润燥清热为主功,兼以和络舒挛,滋中有通。《本经》云"续绝伤"者,乃资生经脉而通络气也。

如二者配伍运用,则一阴一阳,一动一静,有守有通,刚柔相济,疏而不过伤,滋而不滞,可互补为佳偶,于阴津匮乏、筋脉拘强、络气失和,或阴津亏虚致郁热燥热继起,或郁热燥热继伤阴津之证,最是合拍。余临床常以之作为药对用于糖尿病属腐浊郁热、化燥伤津且脉络瘀滞之证,效果喜人。2013-10-7 14:41

苏、连配

吴萸、黄连是经典配伍,临床常用,效果好,而苏叶、黄连亦是一个佳配。二者一辛一苦，一温一寒，一轻一重，一清一浊；宣降气机，散郁泄热，行气化湿；刚柔相济，灵动不伤；三焦皆宜，大气流转。合入基础方，只要配伍得当，剂量适宜，其运用范围广泛，效果确切肯定。2013-11-29 18:12

乌梅、木瓜和青蒿、白薇

酸多涩敛，然有酸而舒泄者，乌梅、木瓜是也，天士多用；清展多劫阴，然有入阴清展而又轻出阴分者，青蒿、白薇是也，孟英喜宠。2013-12-10 17:51

乌梅的酸敛和酸腐

乌梅酸敛生津，为医皆知。然《本经》云其"除热烦满……偏枯不仁，死肌，去青黑痣，蚀恶肉"，可见，乌梅又有开郁通痹之效，此功医家亦多用。另外，其可治肿瘤者，正乃"蚀恶肉"之功。有言其能破结，实乃腐蚀而化矣。因极酸而腐蚀者，酸腐。酸敛、酸

腐，一酸两功者，乌梅。2014-12-29 17:55

负克强：或许有人要问，为什么不吃醋呢？2014-12-29 20:49

山楂酸亦泄

在中药中，味酸一般有收敛之效，但除乌梅、木瓜外，山楂也是个例外。山楂主泄，跟敛相对，而其泄主在化脂，其余功效皆缘于此。焦楂化脾胃之脂，故可消肉食而利中焦；生者色红入血而化脂，故能活血化瘀通脉。因化脂，故能消脂痰；因能入络化痰活血，故能通络。焦楂合甘味药，既消食，又生津养胃阴也。2014-1-16 18:19

参须微养微通

参须乃孟英喜用之品。各家对参须之功效看法不一，有言功同参身而力薄者，有言性偏下行降泄者，而张山雷云"用此潜阳降火，尤为相宜"。窃以为，因其得参之余气，故有补养之效，但力薄不雄；因其如络似须，有钻窜深入之性，故其又具通络疏利之功。故参须微养微通，养而不滞，通而不损 2013-12-25 18:12

老药铺： 老兄精于《伤寒》，又于孟英之学研究颇深。如此则能不偏不倚，允执中正。2013-12-25 20:47

贠克强： 老弟过奖了，不过兼取经方家之"厚重"和温病家之"灵通"并化而升之，确是"允执中正"之正道。2013-12-26 09:25

茅根、芦根之异同

　　茅根、芦根甘寒，均可清热生津凉血，亦皆有利尿之效，二者对三焦气分热燥和血分热煎均有不同程度之功。但相对而言，茅根偏于血分而凉血止血，芦根偏于气分而清热生津；茅根气重以清凉下利见长，芦根气轻以中空宣透为特。只是于气分热郁时，则不可以茅根引邪入血，且凉遏其血矣。2014-2-23 13:03

芦根这味药了不得

发现芦根是治疗温热病最不错、最广泛也最好用的一味药。

芦根甘寒，教科书言其归肺、胃经，其实不止肺胃，心、小肠、大肠、肾、膀胱皆可治及。

说到芦根的功效，是广泛的很。

《别录》云其"主消渴客热"，就是清热生津，这是由其甘寒之性决定的，对热病津伤尤其是肺胃燥热者很有效。因为既清又润，所以对肺胃痰热也是清、润、化并俱。

因为芦根体轻而中空，所以它又有宣透郁热之功，清中有透，对风热郁肺、肺气不宣尤为适宜。温病名方桑菊饮、银翘散的主要功效是宣透风热或温热，但宣透需要充足的津液作保障。此二方均用芦根，除以之甘寒生津、补耗损作保障外，还以之助宣透之力。

这样，芦根清、润、化、透兼俱，所以于肺肠热痈腐脓之证则具清热散痈、化腐透脓之功，仲师之苇茎汤中所用即其茎管耳。

因为芦根中空而为根，所以又有利尿作用，其实是其透窍之功的一种体现。《本草图经》说："芦根清泻肺热，兼能利尿，可导热毒从小便出，故可治肺热咳嗽痰稠及肺痈咳吐脓血。"可见芦根既能宣上窍，又可透下窍，故不但对肺郁肺热痰浊阻遏者可清宣利导，而且对三焦热郁包括胃热津燥、热移小肠、热郁膀胱、热伤肾燥等而气化不畅、邪浊留恋者甚合，临床验之亦屡试不爽。

芦根更有止呕之功，有人喻之为胃热呕吐之优品。余曾以之加味（如竹茹、麦冬等）治疗一例胃津枯耗、虚火炎炎、食饮即吐之晚期胃癌患者，殊有良功。芦根不仅对胃腑浊热痰热或胃津有伤所致胃气上逆而呕吐者，而且还对上焦肺热不肃、下焦热浊上犯所致胃气不降而呕吐者皆见佳效。于此点而言，芦根又有清润、化浊、降逆之功。据此，余临床用于肺胃热郁、津气不降或津伤不降所致肠燥便秘者，亦获良效。

因为芦根清中有透，故对郁热扰于神窍而心烦者，有清心透窍除烦之效，这是芦根轻清透窍之又一体现矣。不管对上焦心肺郁热，还是中下焦热浊上冲所致者皆有良效。于清透除烦而言，芦根和石膏、豆豉可为"三剑客"。然从质气轻重言，石膏为重，豆豉为中，芦根为轻。

芦根体轻气味俱薄，虽为凉寒之品，但轻清不伤正气，这一点大家可能有所共识。

芦根之用，以鲜者疗效为佳，量宜大。由于条件所限，余用鲜品经验不多。干品之用量，轻宣郁热、清透除烦，量可小，余常用12g；而清热生津、化痰透脓、降逆止呕、利尿排浊等，则量宜大，根据病机轻重深浅和患者体质，余一般用36g及以上40g或60g不等。

总之，芦根可直清内热，可生津润燥，可宣散风热（或郁热），可降逆止呕，可透热除烦，可利尿排浊，可化痰排脓，故清、润、宣、降、透、利、化、排集于一身，上、中、下三焦兼治，普遍适合风热或温热、热毒等温病范畴各个病变过程和病理机转，故可随手而用，且其凉而不凝，润而不腻，轻清味淡，宣利不耗气阴，故又非常好用。

由于芦根之上述功效，如再配伍一味人参（或党参，或太子参），就是活脱脱一剂竹叶石膏汤之轻剂。如温热病后期气津两伤，余热尚留而有低热乏力、痰少咳逆、口渴心烦、干呕欲吐、小便少而黄、舌红而脉虚数或浮数者，余常以芦根 12g，人参 5g（或党参5g，或太子参 5g）两味开水泡茶，时时饮之，效果还不错。

好一味芦根了得！虽然如此，但一味芦根毕竟势单力薄，于急病、重病者需配入方中相须为用，方为稳妥。2016-10-11 16:36

Rc_ 十三少：老师过去就很推崇五叶芦根饮。这么多年过去了，越发觉得重要。2016-10-11 18:23

福田心耕 01：芦根，清热不伤脾。2016-10-11 18:46

贠克强：需要补充的是，桑菊饮、银翘散的主要功效是宣透风热或温热，但宣透需要充足的津液作保障，除用芦根宣透外，还以之甘寒生津，一补耗损，二作保障。2016-10-12 10:10

中医儿科 - 刘志伟：昨天看到 1959 年《中医杂志》上张公让的肺炎清解汤，有芦根、薏米、冬瓜仁、竹黄、川贝、桑白皮（似千金苇茎汤），重用芦根二两，临证化裁治疗大叶性肺炎有高热、咳嗽者效佳。特别提出治疗肺炎时下

多用石膏剂，确有佳效。但石膏有衰弱心脏之弊。待考。2016-10-12 09:49

贠克强：机理上石膏量大伤心阳。2016-10-12 09:57

古 _ 圆民：最近有鼻渊，就配有对药芦根和藕节，以清热生津，通鼻窍。
2016-10-12 10:39

菖蒲、郁金化浊通阳之绝配

　　临床日久，越来越觉得昔贤之菖蒲伍郁金真乃化浊通阳之绝配。菖蒲辛香味厚，化浊开窍；郁金辛开苦降，利气活血；菖蒲主走气分，郁金兼入血分；菖蒲气温，郁金气寒；菖蒲性燥，郁金质润，二者相伍则化浊通阳力盛、气血两达，如随证伸缩二者剂量及其比例，则不论阳郁、阴郁皆可通达矣，且温凉燥润中和而无偏弊。然医多以治上焦，似为仄狭。2014-3-16 18:22

瓜蒌除热烦

　　《伤寒论》96 条仲师于小柴胡汤加减法第一项即曰："若胸中烦

而不呕者，去半夏、人参，加栝楼实一枚（这里应指全瓜蒌）。"可见，瓜蒌既化痰热，更除热烦。于此，天士、孟英得其要领，故天士以栀子豉汤常加瓜蒌，孟英喜以瓜蒌畅胸脘气机。温病家遣药之灵常从仲师处悟得。2014-5-3 14:34

经方中的石膏

细悟《伤寒》《金匮》中石膏之功用，不外有这么几点：一为甘寒清热生津除烦；二以其甘寒来监制大队辛散温燥之品，以防耗阳伤津；三以其辛寒之性配于辛温之剂中起相激相荡之功；四为软坚散结；五为降逆定喘。可见其不止清热除烦一端。对照《本草经》石膏之功效主治，可谓一脉相承矣。（《本草经》云石膏"味辛微寒，主中风寒热、心下逆气惊喘、口干、苦焦、不能息、腹中坚痛……"）2014-6-30 11:34

飞过江湖：负老师，请问软坚散结是出自何处呢？很难体会这一点啊！
2014-6-30 11:43

负克强：细悟《金匮》木防己汤证。2014-6-30 11:44

飞过江湖：啊？！一直理解的是木防己散饮消痞，说是生石膏之功，闻所未

闻啊！2014-6-30 11:54

负克强：木防己利水消饮。2014-6-30 12:00

【石膏治喘治呕】除热躁烦渴，仲师除必以石膏外，有喘仲师亦以石膏，如越婢加半夏汤中以石膏与麻黄、半夏为伍治"其人喘"；小青龙加石膏治"烦躁而喘"；木防己汤以石膏治"其人喘满"；麻杏石甘汤治"汗出而喘"。喘着，多为肺气逆或肺气结所致。石膏重坠降逆、软坚散结，故仲师以之治喘。其喘而热者，石膏更乃宜之。另仲师还以其降逆之功治呕逆欲吐之症，如竹叶石膏汤证和竹皮大丸证，此二证皆为虚热逆气。2013-6-30 19:00

承悟堂艾条批发：多是有内热引起的火热刑金而喘，石膏色白而性凉，清凉以降，犹如西方白虎之性，故能降肺气之逆，清热而平喘，所以仲师有白虎汤，正是此意。2013-6-30 19:55

水生咸寒之品

文蛤，咸寒生津，软坚散结，消痰利水。凡水生咸寒之品，大多易入水邪且有利化水结之功，如文蛤、牡蛎等。2014-7-2 18:30

麻杏配和麻膏配

麻黄配杏仁，辛开苦降，宣肺利水，止咳定喘，适宜于风寒郁肺或寒湿、风湿、痰湿困肺所致之证；麻黄配石膏，辛甘化气，开启内闭，发越水气，宣肺化饮，降逆定喘，清散郁热，适宜于风水内闭，或风湿困表，或外寒内热、水饮结滞，或气分热盛，或饮停心下、喘逆不息等证。二者有同有异耳。2014-7-3 12:00

再说黄芪

诚然，仲师多以黄芪固表利湿。但黄芪拿什么固表？曰补气固摄耳。甘温之品何以利湿？曰补气化运耳。另外，黄芪为何治虚劳？曰补气化血耳。为何治血痹？曰补气推运耳。《本经》所云黄芪之主治，亦皆基于其补气提托之功。无数医者以实践证明了黄芪的补气之效。胡希恕老以黄芪之功仅限于"实表气"，乃一家之言，有待商榷。2014-9-18 11:43

中医张牧川：负老师有些断章取义啦！一是胡老的生活年代和知识背景包括

政治环境都和今天不同，自然有他自己的表达法。一是他也没否认，他的意思是补气不是泛泛地说；二是要更精确，实表气。2014-9-18 11:56

负克强：你说的有一定道理。但中医学术的表达好像跟一些背景尤其政治关联不大；再者，"实表气"未必能赅尽黄芪之功。2014-9-18 12:13

飞过江湖：胡希恕说黄芪不补气，对！他人搬用，说黄芪不补气，错！所以胡的东西不好学。2014-9-19 09:37

衷中参西：胡先生说的非常好！黄芪的治表虚是鼓荡气向上向外，而非补气。去年我已表达过类似观点，但没有胡先生表达得清晰到位。2014-9-19 13:07

颜新好大夫：负老师说得非常之好！ 2014-9-19 13:10

麻黄、桂枝解表之异

　　二者皆辛温发汗解表之品，然机制有别。"表"于中医而言，分外内两层，外则皮毛，内则肌腠，而麻黄开皮毛，桂枝解肌腠。桂枝解肌"开道"在先，麻黄"尾随"开表于后，故麻无桂则发汗力弱；麻黄主开，桂枝主通，麻黄宣阳解郁，桂枝通阳化气，故表实则麻黄，卫疏当桂枝。2014-12-25 00:02

Saw 斯基：肌腠为足太阴所主，故桂枝亦能温脾。皮毛是手太阴所司，则麻黄尤可开肺。2014-12-25 08:31

有意思的"二仁"

　　杏仁、桃仁皆苦降而润肠通便，然二者功效之不同则颇有相对性：杏仁肃肺，桃仁和肝；杏仁理气，桃仁活血；杏仁宣膜原，桃仁通血络；杏仁以治肺气而止咳平喘，桃仁以理肺络而平嗽降逆。2015-1-4 17:56

黄连、石斛"厚肠胃"

　　《别录》云黄连"调胃厚肠"，《本经》云石斛"厚肠胃"。厚肠胃者，使肠胃厚实强壮也。黄连苦寒清热燥湿，化肠胃腐浊，治湿热郁腐肠胃脂膜、泄痢污秽赤白者佳；石斛甘平养阴生津，补胃肠枯消，疗泄痢不止而时久所致肠胃津液之枯竭、脂膜之消蚀者妙。二者辨机以用方为高。2015-1-7 11:55

中药"法象学"

徐灵胎于《神农本草经百种录》丹砂一药注云："凡药之用，或取其气，或取其味，或取其色，或取其形，或取其质，或取其性情，或取其所生之时，或取其所成之地。"于《医学源流论·药石性同用异论》中又言："盖古人用药之法，并不专取其寒热温凉补泻之性也。或取其气，或取其味，或取其色，或取其形，或取其所生之方，或取其嗜好之偏，其药似与病情之寒热温凉补泻不相关，而投之反有神效。"

这种"取类比象"式研究和运用中药的学术，即为中药"法象学"，亦即"本草法象学"。如张锡纯谓："桂枝其花开于中秋，是桂之性原得金气而旺，且味辛属金，故善抑肝木之盛，使不横恣；而桂枝之枝形如鹿角，直上无曲，故又善理肝木之郁，使之条达也。"此桂枝之功，医者用之者少。还有一些中药"法象"之用就不是一般人所能接受，如仲师之烧裈散、鸡屎白散、蜘蛛散等。有者嫌"脏"，有者言其附会。窃以为，如无效果，依仲师之严谨，定断然不录于简。近《中国中医药报》亦载蜘蛛散特效之屡验矣。2014-5-23 11:19

冯门中医—冯献周 – 冯建伟： 我用过蜘蛛散有效。烧裈散、鸡屎白散没用

过。2014-5-21 18:39

confi_z：同气相求、取类比象是规律，但也要明白这个规律的人用。而规律要用心体会，并非靠字面理解。另外，凡是规律总有例外，实践疗效才是检验规律的唯一标准。2014-5-21 18:39

热爱才忧郁：五谷虫治小儿疳积确有疗效，用与不用完全遵照家长的意思。觉着恶心，就坚决不用。2014-5-21 18:48

灵犀之手：对李时珍寡妇门前土、河中水之比类取象，窃以为糟粕。2014-5-21 23:47

龙隐道人：这种用药法原理来自《周易·乾》，原文是"同声相应，同气相求"。意思是说，事物之间除了物质上的作用之外，还存在能量和信息上的相互作用。2014-5-21 23:47

南海客尘：法象药性理论，天人相应、援物比类思维的典范。《圣济经》首阐其要。2014-5-23 11:22

南海客尘：重在体悟天人相应、援物比类的思维方式，契入了这个思维方式，再读历代本草著作就容易多了。2014-5-23 12:39

有琴舒歌：很多问题的认识，都有个反复的过程。我曾经认为三纲鼎立、经腑证纯属瞎扯，到后来觉得也有其道理。曾觉得厥阴病非分篇不可，到现在基本否定这种认识。当初对法象药理嗤之以鼻，而今觉得西药药理也无非较好理解而已，往根本上也说不清楚。密切联系临床，不作任意推论的法象药理是个好东西。2014-5-23 12:50

悟到中医：中医界目前尚未有此类专著，但明清两代已有端绪，近代已基本

绝迹。2014-5-24 20:40

桃花、柳絮入药趣谈

孙真人有治不孕之吉祥丸，组成各药均从通补入手，其中唯有桃花、柳絮二味为其特色，亦颇有趣。民间和文学作品常以桃花喻轻薄、柳絮比癫狂，二者皆寓两性之春情狂荡耳。孙真人以此入药，其意不言自明，无非以此感发夫妻春心，促进两情恰悦，以利成孕，此亦本草"法象"之用。至于对临床有无启迪，则关学者、医者个人之认识了。2013-2-10 17:18

【两情未恰，亦不能孕】不孕不育，除身心因素外，两情是否相悦亦为因素之一。但医者多重以双方各自之身心调理，于夫妻两情是否恰悦则顾及者少。孟英云："男女纵无病，而两情未恰，亦不能孕；情之未恰，尤非笔所能罄。"孙真人治不孕之吉祥丸，中有柳絮、桃花，应为此意，效否？当需验证矣。2014 年 2-10 16:14

飞过江湖：古人说，感而受孕。"感"之一字精当。无论人类还是动物，皆有歌舞以动情的行为。在生物进化史上恐非画蛇添足之举。2014-2-10 17:13

龟鹿二仙

清代医家王国祥云："鹿之动，能通督脉，挺走险阻而不疲，角戴阳而上升，禀乎刚健之用；龟之静，能通任脉，潜藏固蛰，抱阴负阳而善守，腹为阴而下降，禀乎柔顺之体。此二胶者，各禀一德，草木力微，赖之而神其用也。阴阳两虚者服之，无偏胜，无不及，或加陈皮、半夏以利枢机，允为王道之剂。"二者血肉有情，虽动静两极，然皆禀寿德，尊为二仙，可谓名实相符矣。2014-2-9 23:43

龟板、鳖甲是动是静

龟板、鳖甲之功效，一般认为可潜镇、软坚、散结，血肉有情而滋阴填精，此乃医界共性之识。此外，龟鳖乃"静如处子动如脱兔"之典范。用其"静"则镇守、滋填，用其"动"则窜络走独、搜邪驱奸、攻坚克固。二者于水中更为灵动，故其更善走血分阴络而透邪通痹。2014-5-19 17:59

中医心灯：伏于阴分，蠕动通络。2014-5-19 18:06

负克强：常言"万物皆有灵"，余言"万药皆有灵"。此话一点不假，问题是，你怎么才能充分运用发挥这万药之"灵"？这需要功力和智慧。2014-5-19 18:14

中医小学童123：请教您一下，青蒿、鳖甲配伍不光是能清透阴分伏热，二者相配是不是才能更好地发挥鳖甲的软坚散结作用？2014-5-20 17:05

负克强：对。2014-5-20 17:21

刺猬治胃反

胃反者，朝食暮吐，暮食朝吐，如胃翻矣。《普济方》和《本草衍义》皆载刺猬皮治胃反，民间亦有此验方，可见有一定程度的疗效是肯定的。然不知此因何而得？窃以为，大概是受"刺猬皮形似翻过之胃"的启发。刺猬古亦为"蝟"，今古皆有"胃"旁，其名可能因其形而来。保护动物，探讨则个。2014-7-16 11:21

治癌小兵：曾给胃癌患者试过，良效。刺猬能钻地打洞，克坚土。癌为艮象，刺为震象，克艮；皮为兑象，泄艮。由此推之。2014-7-16 12:08

吹气如"兰"

《重庆堂随笔》云："孔子曰兰为王者之香，则兰之于草，亦犹麒麟之于走兽，凤凰之于飞鸟，后之修本草者，苟折衷于圣人，自当以兰为冠矣。兰以素心者为贵，舒思虑之郁结，蠲蕴伏之浊邪，稀痘催生，清神养液，禀天地至清之气而生，故昔人有吹气如兰之喻。"虽妙文以颂佳草，然兰之性功跃然纸上耳，而静心赏兰亦自舒郁、养气神矣。2014-3-25 17:12

石菖蒲的畅心和散心

《重庆堂随笔》云："石菖蒲舒心气，畅心神，怡心情，益心志，妙药也。而世俗有散心之说，不知创自何人。审是，则周文王嗜此，何以多男而寿考耶？故清解药用之，赖以祛痰秽之浊而卫宫城；滋养药用之，藉以宣心思之结而通神明。"可见，石菖蒲真乃"心药"耳！然量大确有散心之弊，余曾临床经验矣。2014-3-25 17:48

枇杷叶的激浊扬清

《重庆堂随笔》云："枇杷叶毛多质劲，味苦气凉，隆冬不凋，盛夏不萎，禀激浊扬清之性，抱忘炎耐冷之姿。静而能宣，凡风温、温热、暑燥诸邪在肺者，皆可用以保柔金而肃治节；香而不燥，凡湿温、疫疠、秽毒之邪在胃者，皆可用以澄浊气而廓中州。本草但云其下气治嗽哕，则伟绩未彰。"对枇杷叶之性功可谓言无不尽，彰明有加，且言词铿锵，其"激浊扬清""忘炎耐冷""静而能宣""香而不燥"之语，尤令人击节以叹。2014-3-30 17:47

冬虫夏草的效、灵、和、德

孟英云冬虫夏草"得阴阳之气既全，具温和平补之性可知。因其活泼灵动，变化随时，故为虚疟、虚痞、虚胀、虚痛之圣药，功胜九香虫。且至冬而蛰，德比潜龙，凡阴虚阳亢而为喘逆痰嗽者，投之悉效，不但调经种子有专能也。"于虫草之效、灵、和、德，孟英可谓尽言，惜真品稀缺，价贵难用，而假货充斥于市场矣。2014-4-9 11:49

杏仁之用

履冰子：《千金》续命汤治猝中风，舌强失暗，口目喎，以桂、芍、芎、防风除营中寒热达肝，麻黄解气之热结，参、姜、防己、甘草益中除湿，附子温中破寒滞，还剩一味杏仁，其用药意图为何？杏仁入肺主咳逆、金疮、产乳等，于本病何干？恳请老师们点拨一下！ 2015-4-13 17:36

贠克强：需理解单味药的作用机制，而不可完全药症对应。即如《千金》续命汤中杏仁，其功效就是肃降肺气，和麻黄相配，肺气遂宣肃畅通；而桂、芍、芎、防和营达肝，肝肺之气流转，则更有助于全身一气周流。如此则风寒水湿淤瘀突阻经隧，大气不转之中风、舌强、失暗、口目喎僻等症，自可通愈。"杏仁入肺主咳逆"即取其肃降矣。2015-4-13 18:09

九积和效药

宋·许学士（叔微）认为："大抵治积，或以所恶者攻之，以所喜者诱之，则易愈。"（《普济本事方》）并把积证分为七类，而罗列七类对药以治之，如"硇砂、水银治肉积；神曲、麦芽治酒积；水蛭、虻虫治血积；木香、槟榔治气积；牵牛、甘遂治水积；雄黄、

194

腻粉治涎积；礞石、巴豆治食积"。这些用药经验，对后世临床极具参考价值。然于当下之中医临床现实，其中则多有不便使用者，故余参仲圣经方并合己所思验，作如是改进耳：龟板、鳖甲、焦山楂消肉积；神曲、葛花醒酒积；水蛭、虻虫活血积；木香、槟榔解气积；蜀漆、商陆、椒目利水积；皂角、白矾导涎积；焦三仙、焦馍化食积；礞石、白芥子、三生丸攻痰积；巴豆、附子融寒积。2015–6–30 18:20

智勇 _ 无双：前辈，这个涎积是不是指的病理性的口水多？ 2015–6–30 19:40

负克强：此处指体内之涎，质稠于饮，而稀于痰。2015–6–30 21:34

负克强：肉积，此处指肉性之积，非肉食之积，如疟母之属，相当于肝脾肿大之类。2016–6–30 21:39

白芍的入经和功效机制

　　白芍不但入厥阴，而且少阴心肾、太阴肺脾皆入，甚而但凡有血、营、络的地方，它都去。它的功效机制主要就是：使营血虚亏者充，脉络拘紧者松，筋脉躁急者缓，阴气溃散者收，要之无非是

养、松、缓、收四字。然以临床经验可知，其量小者主以收而养，量大者主以松而活。2015-7-1 12:14

Saw 斯基： 我临床用以敛阴养血，一般二三钱。治疗疼痛髓溢等证，起手五六钱，合炙甘草而成芍药甘草汤，血瘀较重可加用赤芍。2015-7-2 13:59

生理与病理

一、生理探原

营血之生非只水谷精微

营血之生成，物质基础无疑是脾胃所化生之水谷精微。因此，血虚之证，医多以健运脾胃为治。然若无肾水之浸淫、正火（君相）之蒸化，如此水火之交融，则水谷精微还是水谷精微，是无论如何化不成血的。故血色为火（红）、血味是水（咸）。血虚之治，不可忽视水火交融之环节矣。2014-12-8 12:10

陈青昊：想到不少时候只关注了形，而忽视了气与神。2014-12-8 12:18

贠克强：对。相对于实证医学，中医除关注形外，更注重"气与神"层面的变化，此乃中医特色，更是优势。2014-12-8 17:00

五脏以"化"为功

中医皆知"六腑以通为用"这句经典话，在临床上也很实用。那么五脏呢？分别而言，五脏各有其具体功能，但其共性又是什么？思前想后，就一个字——化。化者，总言气化；分之，心者煦化，肝者疏化，脾者运化，肺者宣化，肾者蒸化。脏静守以化，腑动活以通，守走有别耳。2014-12-10 10:50

冯门中医—冯献周－冯建伟：一字千金！2014-12-10 11:01

智勇＿无双：五脏者，藏精气而不泄也，故满而不能实；六腑者，传化物而不藏，故实而不能满。藏起来就是要来化的，以供应脏腑经络的生理活动。
2014-12-10 11:29

祈望那一天：贠老师，心者煦化和肾者温化的区别是：心的煦化是照耀，是从上到下的温煦；肾的温化是升腾，是从下往上的温暖。这样理解有道理吗？2014-12-10 14:28

槐杏中医：以血为途，以营为奉，藏精为阴，化阴为阳。此从血、营、精、阴、阳五个层面看，藏以化，化为功、为枢机。不藏不化则生机全无矣。
2014-12-10 11:48

贠克强：肃降是肺的功用之一，但肃降不包含宣化，而宣化包涵肃降。
2014-12-10 16:50

"胃气"非只胃腑之气

经云：有胃气则生，无胃气则死。此"胃气"实乃中焦受纳运化之气与水谷精微之气合和而成，亦即"土气"与"谷气"之和，非单纯胃腑之气矣。故即使手术胃切除者（即使全部），只要机体"土气"存在且可复苏，并能再生"受纳之器"，以至纳谷化气，此则无胃腑而有胃气，生！ 2014-12-15 21:53

天真若水：古人讲的胃，大部分是在讲小肠。胃者，田月，田是中焦，月是下方的小肠。胃只管收纳，小肠才主吸收。所谓胃气就是小肠吸收的能力。2014-12-17 04:02

成形之气：无胃有肠，肠也属胃。故说胃气者，肠胃之气也。2014-12-22 21:42

【**胃气为根本**】胃气的旺衰存亡乃患者轻重、生死的关键，而在急病、重病治疗中能否保住胃气，是衡量医者水平高低的标准之一。蒲辅周云"胃气受伐，则内伤难复""量大往往药过病所，反伤胃气""凡攻击之药，病重则病受，病轻则胃受之而伤矣，是谓诛伐无过"。但凡在临床有此阅历了，才知此理矣！ 2014-5-7 19:17

嘟嘟熊的新家：让我这样的中医爱好者在初学的时候就有顾护胃气这根弦儿，得益于网络上这些优秀中医老师的熏陶。2014-5-8 08:31

负克强：是啊！就是业内，说起来都知道，胃气有多重要，但临证时未必上心，体验未必深刻。2014-5-8 09:35

【化消润降复胃气】 晚期癌患，化疗6次，不欲食，食即吐，靠输液维持，舌红苔有剥脱，有苔处黄腻积腐，脉躁大。此乃本虚标实之证。虚者，阴亏气越，胃气垂挣；实者，癌药二毒，加之淤腐，结气烁营。拟化消润降之法，疏连苏饮合参麦饮加味：竹茹、黄连、苏梗、法夏、枇杷叶、旋覆花、木瓜、芦根、太子参、麦冬、石斛、花粉、焦三仙。服5剂，稍食而吐渐停，胃气略复。2015-4-2 18:29

飞过江湖：一患长期以零食代替主食，以致进食则吐。舌面如镜无苔，口渴引饮，便秘。因不熟识，又隔千里，只嘱以麦冬、生地、芦根、知母泡饮。渴解而吐未止。今日见先生医案，思路清晰很多。此胃之气阴皆伤，胃气疲弱不能消纳。另长期吃垃圾食品，亦有邪物邪气积聚。治应以玉竹、太子参养正，再加三仙消导，消补并用才好。请教负先生，患者胃气疲弱兼有积腐难消时，太子参、党参之属与三仙怎样搭配比例才好？山楂会不会有破气耗气之嫌？2015-4-2 21:53

负克强：如果中气虚严重，消导药量要小，只是引导而已，最好用三仙炭；如积滞严重，消导就要重一些，山楂可生熟两用；但不管怎样，养土生发之

品不可缺也。2015-4-2 23:29

太阳化寒水，寒水涵太阳

膀胱经循行于人体最表层及阳面背部，职司卫外最前沿，故属阳经中阳气最旺者。膀胱又为寒水之腑，需要更强壮的阳气方能保证寒水气化之通畅，此又乃膀胱经腑阳气最盛之理由，故配属太阳。太阳，并非纯阳。寒水涵太阳，太阳化寒水，对立统一，故膀胱经腑无纯阳之象且少纯热之证。2015-1-6 17:01

脾为阳气运化最健旺之阴脏

脾为水谷精微化运布散之渊源，脏腑气机升降出入之枢纽，属土脏，故脾乃阳气运化最健旺、最强壮之阴脏。曰太阴者，以体而名之，非阴气最大或纯阴矣。太阴者，阳运最盛之阴体耳。如属最阴或纯阴，怎能运化？可知，脾属太阴，实至名归。太阴赖健阳，健阳运太阴，体阴用阳，动态平衡，高度谐和。2015-1-6 17:23

天癸解

"天癸"出于《素问·上古天真论》，然究系何物，古今诉讼纷纭，莫衷一是。有言精气者，有言精血者，今有言生殖功能者，皆非也。天癸者，乃来源于先天肾水之中并能催发生殖物质和功能的特殊因子耳。女子二七、男子二八之前，则如种子隐而不发，之后则生而发之，七七、八八之后则萎而缩之。2015-4-16 12:07

健康人不存在经络穴位吗？

有人认为，健康人是不存在经络穴位的，只有在病态情况下，经络穴位才以病理状态显示。这种认识和观点于其自身倒也罢了，但误导一大批不明就里者，就是问题了。

心脏在没有问题的时候，你一般是感觉不到它的跳动，但不能因此否认它的存在；同样，健康人没有感觉到经络穴位的表现，但并不证明健康人不存在经络穴位。如果健康人没有经络，那么健康人的气血津精等精微物质是通过什么运行的？

病理证候可以通过经络穴位表现出来，但经络穴位不只是病理证候，还是生理存在。2013-6-30 00:17

二、病理求真

中医病理中的"窗口"和"短板"效应

人体的病变或健康问题，有者始于机体整个"内生态"的失衡失和，而往往是从本就薄弱之脏腑，或对内外某种病理因素首当其冲之脏腑表现和暴露出来。从病理上说，此时这个脏腑就是一个"窗口"而已。从这个"窗口"可以窥见机体这个"房子"内的变化情况。另外，一些局部疾患或问题往往也是整体病变之源头，千里之堤毁于蚁穴，此即"短板效应"于中医病理之体现；反过来，整体"内生态"的失衡状况又继续影响局部病变的发生发展。2015–1–27 12:17

可怕的"电脑手机病"

"自然大道"总以平衡为准则。

人类就要为科技的发展和过度使用而付出沉重的代价。"电脑手机病"的"波涛汹涌"就是典型的案例。

"电脑手机病"者，顾名思义，乃因过度、长期使用或沉迷于电脑、手机而所患疾病。

当前及至以后，青年乃至少年和中年国民中，会有一部分患上"电脑手机病"。

于西医而言，此类疾病往往可由最初的功能性发展为器质性，而不可逆转；于中医而言，机体因长期保持一种态势，外而伤筋损肉劳骨，内而因气化不畅而生发诸患，或因电毒辐射，或因眼花缭乱、目不暇接，或因思想长期专注和过度起落，致气损、血耗、精伤，直至阴阳双亏而成病根或虚劳诸疾，甚而厥逆而亡（青少年因昼夜上网而死于网吧之事早有报道）；而"低头族"又大大增加了在行路时发生事故和车祸以酿成惨剧的几率。

这类疾病还包括精神方面，如"网瘾病""网上热情网下冷漠病"。

"电脑手机病"须引起国家、社会和全民的高度关注。2013-10-30 22:08

余邪和伏邪之异

有博友询问余邪和伏邪之异。余邪和伏邪皆是一定时段内留存于体内之邪，二者可相互转化。

余邪为治疗或"自愈"不彻底所致外感和内生之邪余留体内；伏邪乃起居不慎、摄生失常或失治误治所致外感或内生之邪全部或大部潜伏于体内。

余邪多时短，病邪少而浅，多余留肺卫，"病愈"后仍有轻缓证候存在，治疗较易，但失治、延治且自身驱邪不力时，则长期留存而转化为伏邪；伏邪多时长，甚而长达数十年乃至终身，病邪深而固，多伏于少阴或"独处藏奸"，邪伏于不意，当下"病愈"而无"证候"，但稍有诱因即发，发则病情较剧，治疗相对有难度，治疗到邪去十之七八时则又为余邪之属。伏邪常是一些严重功能性和器质性疾病甚而恶性肿瘤等的"罪魁祸首"（多见于感冒失治、误治，余曾于前面博文谈过，以"感冒能自愈或有自愈病程"说事者，真害人不浅）。

治疗余邪和伏邪均须把握时机。防治余邪关键在于"一鼓作气""除邪务尽"，注重治疗调理时段的连续性；预防伏邪在于一切生命活动及摄生活动均须顺乎自然之道，治疗外感性疾病须积极、对证、彻底。治疗伏邪，除治则、治法适宜对证外，把握时机尤为重要。

伏邪因诱因而发病时乃伏邪"蠢蠢出巢并大肆活动而暴露于外"的时段，此时乃治疗伏邪之最好时机，不可错过。此时治疗可以把握伏邪的性质、机理及"活动规律"并可直接作用于伏邪本身，而平时伏邪"深藏不露""按兵不动"时调治，则往往"抓不住把柄"而"无从下手"。如伏邪已引发重大疾病时，则治疗更费时、费事，身体健康及经济均要付出较大代价，而有的未必能治愈。故对伏邪，医患均来不得半点疏忽轻视。2013-6-19 17:01

【"月子"伏寒今被火】一女，因"坐月子"调摄失宜而伏寒于络，触碰风冷凉物则肢体手节觉冰冷疼痛三月余。近期又唇红、口干渴，屁多味重，大便不畅，小便黄，舌暗红、尖鲜红，苔薄腻透黄，脉沉细紧涩略躁。此显为体虚络寒又感当下火运之气而成寒热错杂之证，疏以当归四逆加吴萸生姜汤合导赤散治之。当归四逆加吴萸生姜汤温养通络去伏寒，导赤散清化利浊去火邪。服 5 剂而火平寒减，便去导赤散再服 10 剂，伏寒之候遂消。2014-4-2 17:16

【外感内生皆可伏邪】

@仝小林北京：伏邪在脏，正气暗耗，托邪不利。有一分表邪，便加重一分脏累。2014-4-22 16:08

负克强：对！窃以为，不光寒邪，风寒湿热不管外感还是内生，以及内生痰饮瘀浊等（如隐性"三高"），皆可伏藏于脏腑、经络以及皮、肉、脉、筋、骨等处，隐而不发，直至自身"内生态"自调平衡机制"崩盘"。一个中医如能在早期发现这些伏邪并搜而化之，防止"崩盘"，就是明医。2014-4-23 10:19

劳力和劳心

劳力者动气阳，劳心者耗精血；劳力者先表虚，劳心者先里亏；劳力者外感，病情多稳定，或病势渐加；劳心者外感，变证迭出，或但病即重。另伤于内者，尚有熬夜和房劳，更甚于劳心。劳力劳体者，邪易伏肌腠，病轻证浅，疗治尚易；劳心伤精者，邪易伏少阴，患重疾深，难获速效。2013-10-1 23:32

大道至简平凡中觉悟：身体之能量，人身九窍所消耗者不及心神妄动之十分一，饮食所补充者不及精气神之耗费，所以人才会老、病、死，所以圣人说"食饮有节，不妄劳作，精神内守，养生之要也"。2013-10-2 14:06

"感冒"有真假

不少医者皆有这样的经验，就是在治疗里证过程中，患者竟又"感冒"了。医者信以为真，那就先治感冒吧。其实此"感冒"乃体内伏邪在药力驱使下"撤退"于表之反应，是病势由内而外之良象，此时正宜因势利导，逐邪外出。可见"感冒"有真假，何为假象？一是无缘无故之"感冒"，二是"感冒"而里证未加重。2014-9-28 17:53

东隅壳壳：我自己按5∶1的比例泡黄芪当归水喝了几天，无缘无故地就感冒了，是属此类吗？ 2014-9-28 18:12

中医务实：曹颖甫用大承气汤治一阳明病，阳明证罢现少阳证，用小柴胡汤；少阳证罢又现太阳证，用桂枝汤而愈。盖病证由深出浅也。人体之玄妙若此，西医绝不及之。2014-9-28 19:58

虚寒体质者施以外治须审慎

一友，因有妇科病施以外阴放药治疗后，引发腹绞痛；医又以腰椎病而施以牵引半月后，继发肢体痛麻走窜，尤以全身筋骨关节处为甚，更医凡几而无效，将及年半，苦不堪言。

人之下阴乃厥阴及奇经三歧一源之处。西医妇科外用药皆为阴寒之品（外用中药阴寒亦多），如虚寒之体用之，则寒邪可长趋直入，而伏于厥阴和奇经之脉，不但于原有妇科病无益，还会引发下焦寒攻之患，如腹痛、寒疝、利下等症。

此后，机体被牵引后，则筋骨关节乃处开放疏松状态，如加之虚寒之体，卫外力弱和养护失宜，则风寒湿邪极易于缝隙开放疏松之处袭入留伏，而成筋骨关节风寒湿痹，更伤阴阳气血津精矣。

可见，于医于患，选择外治法时定须审慎，须因人、因证、因时、因地而施术。

此友正乃虚寒之身而遇上述二者不当治法，令人叹惋哉。2013-11-8 18:49

无独有偶，笔者又遇一青年女子，也因治疗失宜和养护失当，致寒伏厥阴，小腹及全身肢体筋骨关节疼痛发麻、走窜惕瞤，多方求治无效。余以入络、入厥阴、入奇经之搜寒、驱寒之剂治之。

方药是暖肝煎加味：小茴香 18g，乌药 18g，桂枝 12g，茯苓 18g，沉香 6g，当归 15g，枸杞 12g，怀牛膝 12g，鹿角胶 6g(烊化)，木瓜 15g，麻黄 6g，制附片 12g（先煎），炙草 5g。水煎服，日 1 剂。

患者私信反馈，服药至 2 剂始，全身竟觉凉风嗖嗖，尤其膝关节处更感凉风外冒。此"异象"虽临床少见，然乃驱寒外出之佳象

耳。服此方 15 剂后，痛、麻、走窜等症大减。随后又以此方加减，巩固疗效获愈。2013-11-22 17:29

郁气也伏藏

伏邪多见伏风、伏寒、伏暑、伏湿、伏火、伏痰、伏饮、伏瘀等，然"伏郁"者，少有人提及，其实伏郁亦多见。伏郁者，伏藏之郁气也。临床时见郁气伏藏少则数年、多则数十年者。患者当时大气后，有者忍气吞声，有者郁气未消即进食饮，致郁气一直伏藏于肝胃之脏腑经络，稍遇诱因即病发，因此而郁发癥瘤者亦为不少矣。2014-12-1 11:42

【化浊升降止频呃】老年男，30 年前因"气头"（乡语，指正在生气之时）食饮而患呃逆，一月数发，发则呃声频频，无有间时，求医无数。此次已发病一周，恶心吐涎痰则稍缓，胀脘，不欲食饮，便溏，舌淡胖大，苔白腻滑，脉濡缓兼滑。乃伏郁（郁气伏兼藏之意）痰饮、升降失常之证，疏以苓桂术甘汤、旋覆代赭汤、四逆散加葛根合而化裁，服 5 剂，一月未发，继之。2014-12-18 11:42

Saw 斯基： 大怒而食，郁气伏之；更兼脾运困滞，水谷之气不化精微，而注为痰饮。苓桂术甘汤化痰饮，旋覆代赭汤降逆气。然病生于气，伏也，郁也，不得伸也。四逆散宣布阳气，俾郁气得伸，如沉冤之雪也；葛根升清阳，升降见复，清浊斯分。2014-12-18 20:17

当下尤须重伏邪

　　当今，疾病谱发生了巨大的变化，其特点是病机复杂，而伏邪致病已居重要病理因素，如慢性肾炎、慢性肝炎肝硬化、肺心病、风心病、哮喘病、顽固性荨麻疹、过敏性紫癜、系统性红斑狼疮、风湿类风湿风湿热病、妇科疑难杂症、月子病直至糖尿病、中风脑梗、癌瘤等，大多存在伏邪致病之机，而伏邪往往是内因之关键，伏邪"老巢"往往为病位之根本。病程日久，则旧藏新垒、寒热虚实、标本胶结、错综复杂。故剔搜透邪之法须贯穿治疗终始，而慢病急发之段乃伏邪"出巢"之时，正是透邪之良机，切不可错失矣。盖病情稳定之时，伏邪深藏，则剔搜透逐殊为不易。2016-3-1 15:49

中医刘建松： 透邪效果之好坏，在于医者自身思想造诣之深浅、临证经验之

多少、掌握方药之丰寡及患者信任依从之度。2016-3-1 20:52

痰并非只是脾生

　　常言"脾为生痰之源"，因之医常把内生之痰（湿饮）不论停居何脏，追溯源头则皆归于脾不运化，窃以为这是不应该的。脾为中枢之脏，和胃共为中土，乃全身气机升降出入之枢纽；"脾气散精"，即运化水谷精微及其所化生荣卫之气"和调于五脏，洒陈于六腑"。脾功健运，可保证上述功能有条不紊地进行，且可保证脾胃自身不为痰湿饮邪所困遏。但问题的关键是，如其他各脏气化不力或不及或受阻时，即使脾功健运，也难保证这些脏器内或相关部位不产生痰湿饮浊，比如或肺气或心气或肾气的宣肃通运气化不力或受阻时，脾所散发之精、津、阴、营则可分别停聚于此三脏或相关部位而成痰湿饮患。此无疑跟脾运无直接关联，亦不能以"脾为生痰之源"解释得通。而此时之治，可先着眼于肺、心、肾这些流通气化过程之"中间环节"而不是脾这个"初端"。看来，各脏内生之痰（湿饮）不可皆责之于脾，痰并非只是脾生，"脾为生痰之源"这个经典名言亦当有再商讨的必要。2013-6-19 23:15

冬葵子：如能举例说明就更有说服力了。如在脾气清升、胃气浊降的良好前提下，什么情况会造成心、肾等脏器的痰饮停滞？ 2013-6-19 23:41

贠克强：肺或心或肾存在痰湿饮而脾气健运的病证情况临床多见。2013-6-19 23:48

中医小刘：五脏皆可生痰，何独脾胃哉！如肾阳不足失其温煦蒸腾之功，在临床上可致咳喘、阴疽、痹证、不孕等。对于此等肾阳不足而生的痰证，用健运中焦之方就无效可言了，个人常用阳和汤加减治之。2013-6-20 02:53

一凤居士："脾为生痰之源"的出处，是李中梓引用的"先哲云"，发端于何时何人难考。张景岳、张锡纯等前哲都强调痰之本在肾，标在肺，制在脾。病机万端，尚不可仅以此三脏而论，何况独责于脾乎。2013-6-20 08:17

化冰为水：痰证之情状，变幻不一，古人不究标本，每着消痰之方、立消痰之论者甚多，后人遵其法而用之，治之不验，遂有称痰为怪病者矣。不知痰乃病之标，非病之本也；善治者，治其所以生痰之源，则不消痰而痰自无矣。余详考之，夫痰乃饮食所化，有因外感六气之邪，则脾肺胃升降之机失度，致饮食输化不清而生者；有因多食甘腻肥腥茶酒而生者；有因本质脾胃阳虚，湿浊凝滞而生者；有因郁则气火不舒而蒸变者；又有肾虚水泛为痰者，此亦因土衰不能制水，则肾中阴浊上逆耳，非肾中真有痰水上泛也；更有阴虚劳证，龙相之火上炎烁肺，以致痰嗽者，此痰乃津液所化，必不厚浊，若欲消之，不惟无益，而徒伤津液。其余一切诸痰，初起皆由湿而生，虽有风、火、燥痰之名，亦皆因气而化，非风、火、燥自能生痰也。2013-6-20 08:44

人体的形神状态类似"三种皮球"

人是由阴阳构成的。阴者,有形身体也;阳者,无形神志也。故人的生理病理状态是由形神共同决定的,二者无主次之分。

人的形神状态相对来说,类似"三种皮球"。

当机体气血运行通畅,脏腑气机升降出入平衡,精神内守,舒张有度,形与神俱,则这个状态就是正常或相对正常的生理状态,此类似一个内外气压相对平衡、弹性适中的皮球。

当机体因故而气血运行不畅,脏腑之间失却协调,各类病理产物到处堆积,如进而引发神弦紧绷、五志不和,或由神之不舒而导致形之不畅,这样形神之郁堵互为不良影响,恶性循环而层层加压,形神失守时,则机体状态就是一个"高郁压"病态。此类似一个内压过高的硬皮球,而治疗的关键就是"放放气"。

当机体的物质基础不足,气血运行缓慢,脏腑功能疲乏,而神志运动亦为萎靡时,则机体状态就是一个低压病态,此类似一个内压过低的软皮球,而治疗的关键就是"打打气"了。

相对于人之生理病理状态的复杂性而言,这个比喻当然是不确切、不全面的,例如还有形弛神张和神弛形张以及同一机体内有张有弛等病理状态时,就不是单以皮球的软硬就能说明得了的。但"三种皮球"从一定意义上可以象征机体的基本生理病理状态,能以此举一反三,方为紧要矣。2013-9-1 17:11

机体的"气稳态"

自然中，物体的稳态乃上轻下重或上虚下实。于人体，除形外，体"气"亦具此稳态规则，可云"气稳态"。气稳态者，上焦之气轻虚，中焦之气灵动，下焦之气（肝肾精气）沉实；从清浊论，则为上清（精微）、中分（清升浊降以分两路）、下浊（糟粕）。人过中年，不论生理还是病理，这个"气稳态"相对而言皆颠了个倒，而西医所言"三高症"正乃这个"颠倒"病理表现矣。2014-11-20 21:04

小儿肝常有余吗？

由于小儿最易风动痉厥，故传统之认识是：小儿肝常有余。是否如此，恐有待商榷。窃以为，易风动痉厥，正是小儿肝体、肝气"娇嫩"不耐之现。小儿娇嫩本如初春幼苗，而小儿之肝则如"幼苗中之幼芽"，不耐"热炙津燥"，受之则肝易躁急而痉厥。可见，小儿并非肝常有余，实乃不足矣。故于小儿肝不可伐，宜柔养护之耳。
2013-7-12 11:27

骑小轮的放大机：羚角钩藤汤本来就有地黄、白芍养肝柔肝之品。老师的意思是对于小儿高热惊厥的不用平肝息风药，只柔肝？ 2013–7–12 11:34

负克强：呵呵，要理解博文的本意。即如此博，无非是说，于小儿要少泻肝、多养肝。当然，在紧急时适当用用是完全必要的。2013–7–12 12:02

冯门中医—冯献周 – 冯建伟：幼稚之体，正在发育，岂会有余！2013–7–12 11:42

【**土寒木亦躁**】2 岁余幼儿，面黄，倦食怠饮，脾气暴躁，其奶之面因常有挠痕，舌淡苔水滑，指纹青滞。此显为土寒不养、木郁躁急之证。此儿土寒者，恐跟常食饮冷物有关，询其奶，果常食冰箱之物。治宜温中疏肝，培土之"生生之气"而养木缓躁，疏理中丸合四逆散治之。服 5 剂而脾气温顺，自索食饮。2015–7–30 23:02

土虚木乘泻亦吐

土虚木乘，有致痛泻者，然亦可致逆吐也。近期临床多见此证。究其因，乃天人相应，肝木盛旺之季，素体土虚者受其克乘，胃气不降反随肝气升逆矣。有泻、有吐者，除节运影响，个体亦有别耳。土虚木乘，脾气不升者则泻，胃气不降者则吐。吐逆者，胃尚有弹力；痛泻者，脾无招架之功。2015–3–21 12:11

《伤寒论》脾约证

@ 林氏中医 _ 林树元：不知各位有谁见过"胃脘痞满，小便后加重"这种主诉的？病机如何考虑？病人关尺是弦紧之象，半夏泻心汤、柴桂姜汤等没什么效，后来加上了麻、附、辛，这周没来复诊，估计是效果不好。2013–10–10 10:48

贠克强：从脘痞、大便干、小便数可知，此当为脾约证；脉关尺弦紧滑实者，乃中下痞结。痞者，因脾约化运无力而致中痞；结者，膀胱水结，乃脾约而脾津偏渗膀胱所致。小便后，脾之津气益虚，而脘痞加重。舌质稍老、苔有裂纹亦为脾约津气不承之象。寸脉细浮涩者，乃上焦之气因脾约痞结而虚滞不宣。2013–10–10 16:18

传统中医 – 唐略：同意贠老师！ 2013–10–10 16:21

成形之气：《金匮》脾约证。须诊趺阳脉——"趺阳脉浮而涩，浮则胃气强，涩则小便数，浮涩相搏，大便则坚，其脾为约。"其中大便是否正常是重要症状。2013–10–10 23:11

丝绸之路病

    凤凰网今天转载了一种怪病，名为"丝绸之路病"，实为白塞病。于中医，乃厥阴狐惑病。因厥阴主血、循喉咙、开窍于目、濡脑髓、过阴器、主筋膜（关节黏膜），故厥阴如有湿热虫毒，当会随肝血浸淫腐蚀上述关联之处而发为此患。因厥阴最为阴僻之地，故易生虫腐；阴木（肝及其经络）如此，阳木（胆及其经络）亦定为不畅。2013-10-22 00:50

溯林渊： 想起大长今啊。皇上得了狐惑病，内医正看了《金匮要略》说要用甘草泻心汤，长今说要用龙胆泻肝汤，再用红参和防己排出雄黄之毒。那时我就在想，既是厥阴，为何不用乌梅丸？既是湿热，为何不用健脾利湿而是用辛开苦降法的甘草泻心汤？还劳烦老师解惑。2013-10-22 09:00

贠克强： 厥阴为罢极之本，阴尽阳生，阴阳兼夹，故病至厥阴则多寒热虚实、阴阳不相接续，故乌梅丸为仲师代表方。于厥阴狐惑，仲师则以甘草泻心汤为主，兼赤小豆当归散、苦参汤。此处甘草仲师用生量大而主以清热解毒，方中又兼顾寒热虚实以示厥阴法度。对证情重而杂者，当在此方基础上加味治疗。2013-10-22 16:10

　　附： 白塞病（Betch's disease，BD）是一种全身慢性疾病，基本病理改变为血管炎。临床以复发性口腔溃疡、生殖器溃疡、皮肤和眼部病变最为常见，但全身各脏器均可受累。白塞病又称"丝绸之路病"，因为这一疾病在日本、中国、土耳其、伊朗等地的发病率较高，发病范围与古代丝绸之路的线路基本吻合。该病虽较为罕见，但容易导致全身各个系统的病变，严重的会致人完全失明、脑萎缩，甚至死亡。

"肌肤甲错"非皆为血瘀

　　肌肤甲错，医多以为血瘀之象。其实，血瘀可致肌肤甲错，但肌肤甲错非皆为血瘀。肌肤甲错实乃燥证，血瘀使阴布不及可致之；而阴血津精久亏，肌肤失却濡养，更可"甲错"；气阳衰弱，温煦不到，亦可肌肤甲错，只是"甲错"程度有轻重之别。这已为临床所验证，故不可固执一端矣。2013-12-5 21:55

養生張豈：《温病条辨·下焦篇》：邪气久羁，肌肤甲错。干血内结者，用大黄䗪虫丸；肠痈脓滞者，用薏苡附子败酱散；温邪久羁伤阴者，用复脉汤等。2013-12-5 22:02

炜炜_道来：赞同！家人中也有人有较严重的肌肤甲错，采用温阳益气、滋阴润燥、活血化瘀为调理主线，效果不错。2013-12-5 22:34

两不沾慕少艾：赞同！瘀血只是其中一个原因，卫气、津液、血液，有一个滋润不到就会甲错。2013-12-5 23:22

阴阳五辨：桂枝加黄芪汤治疗黄汗之肌肤甲错，正是运用调和营卫阴阳、通达阳气的思路。2013-12-6 00:07

正火邪火面面观

1. 君火、相火、贼火和元气

君火者，心火，正常状态下，如天之太阳，光亮煦照于下，万物化运，故云君火以明；相火者，犹如朝中宰相，非一也，有木相和水相之分，合曰龙雷相火。木相者，雷相，肝胆之火，常态下肝升胆降；水相者，龙相，肾命坎火和三焦之火。常态下坎升焦降，坎升则蒸腾肾水，焦降则化运水浊。相火各安其位，各负其责，故云相火以位。

君火和相火，正常状态下乃是正火，和元气相辅相成，非敌对关系；病理状态下，君火不明，虚则心火亏乏，实则心火独亢，郁因湿（水）裹痰蒙。相火不位，虚因外损内耗，实因水亏火亢，郁因气滞浊阻。君相二火，只有亢郁状态方是贼火，贼火和元气才不两立，"壮火食气"也。贼火无升降之常，只炎上耳。另外，元气亦可化为邪火即贼火。相对于平素，如元气快速盛旺，则一时周流不及而蕴而化火，机体的平衡暂时被打破，此即"气有余便是火"，"青春痘"即是此种状态的表现。当然，"气有余便是火"还表现为局部气机郁遏化火的状态。2014-9-19 09:41

虚用居士：尊而无德，身之邪也；贵而无当，国之贼也。2014-9-19 11:03

雷霆和万钧：君火、相火皆属五行之火，都属夏天；木中之火还属五行之木，属春天；水中之火还属五行之水，属冬天。不搭界。2014-9-19 11:19

半雨半夏：黄元御在《四圣心源》中兜兜转转论述的观点，被精炼地概括了出来。2014-9-19 11:28

【**桃核承气治顽痘**】青年女，满面痘疹，百治效微，溃后出脓心，新旧交替，红烧而痛；月经素延，刻下已延 10 日，面痘尤甚，大便干，小便不利，黄白带；舌暗尖红，苔白腻泛黄，脉弦紧滑。乃心肝君相火盛成邪，结而为患，上炎浊毒成痘，下煎血海而凝。治以桃核承气汤加黄连、益母草，服 3 剂而经行痘萎。2014-10-28 12:14

【**猪苓汤加黄柏治热蒸水逆舌肿大**】男，中年，某夜忽觉舌大而伸缩不灵，下颌亦肿，张口受限。次日即来诊，视其舌，肿大盈口，质淡苔白腻，左脉滑紧躁，右脉弦紧滑躁。论证显属中焦水气上冲，然无热蒸，则断然不可矣。热从何来？夜间而发者，下焦相火无疑也。除潜火降水则非其治。遂疏猪苓汤加黄柏，5 剂乃平。2015-3-2 18:29

【**心肾相交非单一**】黄坤载言"坎阳升则上交离位而化火""离阴降则下交坎位而化水"。此"阳升阴降论"跟常规"火降水升论"显然是矛盾的。哪个对呢？二者均对。心肾相交并非单一：一来心火降，肾水升，则心火不亢，肾水不寒，这应该是心肾相交的主要方面；二来

肾阳升，心阴降，则心火有源，肾水有自矣。2014-10-30 12:13

2. 阴火

（1）火热之邪的基本分类

人体火热之邪，以产生途径而言，有外感和内生之异；以虚实论之，则有实火和虚火之分。实者，亢盛所致也（如外感所致或脏腑亢旺生发者）；虚者，因虚而生矣。

内火以形成机理言，有两类比较特殊，一类是郁火，一类是阴火。本非有之，因郁而生，凡生理物质、病理产物以及外侵邪气郁而不畅皆可生发，凡气机不畅、阳郁不通之处皆可产生，虚实皆可致焉，故非虚实所能括之，此即郁火或郁热耳。郁火可发生于机体任何部位，大至全身，小至一个指头。治之法，不宜清泻，一言以蔽之，"郁而发之"可也；然须辨何物所郁，且郁于何处矣。

另外，尚有"阴火"之谓。

（2）中焦阴火的实质和形成

阴和火，本身就是矛盾的，放一块儿，就更不好理解了。对于"阴火"的概念和实质，众说纷纭，见仁见智，可谓一家有一家的"阴火"，于初学者而言，理解和把握比较有难度。

阴火之说，从个人可考的角度言，始源于东垣之学。《脾胃论》言："脾胃气虚，则下流于肾，阴火得以乘其土位，故脾证始得，则气高而喘，身热而烦，其脉洪大而头痛。""阳气不治，阴火乃独炎上，而走于空窍，以至燎于周身。"可见，东垣之阴火，是基于脾胃

224

气虚下陷或阳虚不治这个病理之上。那为什么气虚下陷或阳虚不治就有阴火上冲呢？阴火是怎么形成的呢？东垣没有具体解释。因东垣又说："阴火也，起于下焦。"故有人认为，阴火就是因中气下陷而下焦相火乘虚上冲者。这个则有推敲的必要，按说中气下陷，土不制水，而乘虚上冲者，更应该是下焦水气，而非火气矣。

我个人认为，所谓阴火，就是气虚或阳虚所导致的"火热"之证。第一，它是内生而非外感；第二，它是虚火而非实热。而东垣所谓阴火，乃中焦土气虚亏不支而"塌陷"于下焦水中（犹地表土气内陷于地下水中），于水中困遏不畅，郁化为火，继而炎上发外，因见身热而烦等症。

（3）中焦阴火的诊治

可见这个阴火，其实质乃中气虚陷并郁化而生，故既是虚火之类，又为郁火之属。东垣说"燎于周身"，其意就是火烧火燎，烧得厉害，但临床多表现为自感低热绵绵，或手心发热，或口疮慢痛，困倦乏力，气短心烦，或食欲不振，舌淡或淡红，苔多浮黄或泛黄，脉多浮大小洪。

此阴火之证，我名之曰中焦阴火证。中焦阴火证多缘于形、神两方面的原因。从形体上而言，疲劳过度是形成阴火的一个重要因素。疲劳首伤脾气，脾气主升，受到伤损则气虚不支，不升反而下陷，郁而化火，故有言越累越上火；从精神层面而言，思虑伤脾，则脾气陷郁而阴火亦由生焉。

中焦阴火，治宜益气升阳，亦即甘温除热之法，主治之方医所周知，就是补中益气汤了。至于其发挥功效的机理，相信大家心知肚明，这里不再赘述。但有一点心得，有必要和大家分享，就是当归于此方中的作用问题。当归于此处除养营血以防温散伤阴外，还有一个重要作用就是引药力入于阴水之中，以利提托而升发中气矣。《本经疏证》云当归"故其为用，一言以蔽之曰，治阳气顿于血分尽之矣"，其意就是当归主治阳气陷于血分之证，可谓一言中的。

但是思虑伤脾引发之阴火，除过上述阴火之状外，尚有眠差不寐、躁烦不乐等症，则补中益气汤有所不宜，我个人常以归脾汤加柴胡 8g，升麻 5g 治疗，效果不错。

如久病而近虚劳之证，见体瘦乏力、手足烦热、纳呆腹痛、口干咽燥而不欲饮、溲黄便溏或干，舌瘦干少苔，脉浮大然按之虚细无力者，则宜黄芪建中汤加葛根治疗。黄芪建中汤是经方中治疗虚劳阴火而病位主在中焦的良方，黄芪用炙更好，补气升阳；如加葛根，则全方益中气、生津液、升清阳之效果尤佳。

如中焦阴火尚兼湿邪为病，兼见身重困乏、苔腻脘闷、纳呆泛恶等症者，则宜东垣的另一张名方——升阳益胃汤来治疗。升阳益胃汤出自《内外伤辨惑论》，由黄芪、人参、白术、半夏、陈皮、柴胡、防风、羌活、独活、茯苓、泽泻、白芍、黄连、炙草组成。从方构来看，其中黄芪、四君子补中益气；半夏、陈皮化痰燥湿，茯苓、泽泻淡渗利湿泄浊；柴胡、防风、羌活、独活四风药既能以风胜湿，又可升阳提气。以风药用于升阳益胃，乃李氏经得住考验的最具亮点的学术特色之一。方中一味白芍乃阳药队伍中一阴药，养阴和血；一味黄连乃温补辛散药队中一苦寒，清凉泄降。二药既防阳药伤阴、辛温生燥、药邪格拒，又可作为补气升阳之"支点"，也就是引使之功，使方之"主力"发挥更大功效。此二味当此方最为妙处佳构。此方补中上升下渗，而补中有散，发中有收，对立统一，动态平衡，效果显著，不愧是传世名方。

升阳益胃汤于临床用于脾胃气虚、风湿蕴滞、中土不运以及气陷阴火之证，其效果自不待言。而用以治疗中气虚陷不运、湿浊阻遏下注，导致脏器脱垂如胃下垂、脱肛等，亦为屡验不爽。

另外，东垣尚有一张著名方子就是升阳散火汤，此方由柴胡、葛根、升麻、羌胡、独活、防风、人参、白芍、生草、炙草、生姜、大枣组成。此方主治寒湿郁遏脾胃之阳，郁而化火之证，亦即脾胃郁火而无气虚下陷者较佳，而于中焦阴火略有不宜。

（4）下焦阴火的实质、形成和诊治

既然阴火就是气虚或阳虚所致的"火热"之证，那在这个意义上引申开来，则阴火之证不仅限于中焦，下焦亦有之矣。

下焦异常之火一般有三种情况：一者乃肝肾阴虚致相火亢旺，此即常言阴虚火旺之证，亦即所谓"水浅不藏龙"也（可用傅青主引火汤：熟地、天冬、麦冬、五味子、巴戟天、茯苓治疗）；二者乃真阴脱于下而孤阳飞于上，此实脱阳上越之危象耳。此二者一是阴亏相旺，一为阴竭阳脱，皆非阴火之属也。三者乃阳虚水寒于下、坎窟（水宅）不温、相火不安而浮游于外，此即所谓"水寒不藏龙"也，也就是下焦阴火之证，症见畏寒怕冷，腰下或膝下至足冰冷，但常有"上火"之状，如咽痛不已、口疮绵绵等，多舌淡苔白，脉多寸浮大而尺沉紧；进一步发展如阴盛于下而格阳于上或格阳于外，则为戴阳或格阳之火，多表现为手足厥冷，但自觉体表潮热而面色赤嫩，或下利，或腹痛，或咽痛口疮，舌淡苔水滑或有浮黄，脉微或沉紧，或浮大而沉取虚微。此俗言真寒假热之类者，皆下焦阴火之属矣。此证如至脉微欲绝，则是阴阳脱离之危象矣。

下焦阴火之证，治宜温阳降潜之法，方向上正好和中焦阴火之治相反。用方，重证必得仲师通脉四逆汤或白通加猪胆汁汤方能力挽狂澜。于此，余临床运用经验不多。而较轻之证，临床多见，多用郑钦安潜阳丹（附子、龟板、砂仁、甘草）加味治疗。余常加肉桂6g，怀牛膝12g，五味子12g，以加强温肾纳阳、引火归原之功，效果比较稳健。这个方义，大家都是知道的，这里需要说明一下砂仁的功效，就是温肾纳气、封固肾元也。

阴火之治疗，方药中加入引使反佐之类药物，如补中益气汤中的当归、升阳益胃汤中的白芍和黄连、潜阳丹中的龟板，还有上述经方中的葱白、猪胆汁等，可直接关系到效果的好坏快慢，显得尤为重要，不可或缺矣。这点必须引起足够的重视。

（5）案例

中焦阴火之证，大家耳熟能详，下面就举一例余近期所治下焦阴火案。

王某，女，42 岁。浑身觉热以脚手心烧为甚，并于下午和晚间加重，但双大腿前面感觉冰凉，如此者已两月多。自服六味地黄丸和知柏地黄丸多瓶无效。食可，喜热饮，二便可，舌淡略胖大，苔白腻滑，左脉略弦紧缓，右脉略弦涩缓。

辨析此证病理机转，大腿冰凉以及舌脉之象，则显为下焦阴寒水饮之候，而浑身觉热以脚手心烧为甚者，则显为相火出游之象；下午和晚间加重者，并非阴虚，乃阴寒更甚而格阳尤重之状矣。总之，乃下焦阴火之证。

治宜温阳化饮、潜纳相火之法，以潜阳丹加味治疗。药物：制附片 6g，炙龟板 6g，砂仁 6g，肉桂 6g，茯苓 18g，泽泻 12g，五味子 12g，怀牛膝 12g，炙草 5g，水煎服。

患者服 5 剂后，自诉全身觉热、大腿冰凉基本消除，唯手心尚有发烧，左脉略弦紧，缓象消失，右脉转滑，舌象变化不大，唯水滑苔消失。继以原方 5 剂予服，患者三诊时已无不适感觉。

这个病案除充分体现下焦阴火之诊治外，还说明一个问题，就是温阳并非一定需要大剂附子，如处方结构、剂量搭配恰到好处的话，一样可以起到温阳的效果，而这个效果主要是通过化气通阳的途径来达到的。2016-12-12

承悟堂：温药补中焦之虚，脾胃升降得运。温药中之寒药，是上焦之虚火以入阴，温药温下焦之寒水蒸腾以滋上焦之火。

对于中焦阴火，总是中焦土虚，脾胃升降不利，阳不得降以温下焦寒水，阴不能升以滋上焦之火。故上郁为火，下郁为寒。以虚实分，实为阳，虚为阴，实火属阳，虚火属阴，是为阴火。2016-12-12

【脚腿烧并非阴虚火旺】临床多见脚腿烧的患者，尤其是老年人，于此大多医者依"定规"以阴虚火旺施治，大错矣！邪火皆有炎上之性，上面烧才是常理，为何单是下面烧？事实上，此乃水中相火（曰水相或龙相），或因虚亏不支，或因阴寒困遏，或因土湿淹蒙，不但升腾不及且陷郁于下，进而化为阴火所致耳。2014-9-26 12:00

3. 郁火

顾名思义，郁火就是郁生之火。凡生理物质、病理产物以及外侵邪气郁淤不畅皆可生发郁火，故郁火无所谓虚实，有虚有实。有郁（淤瘀）的地方就有郁火，故郁火可发生于机体任何部位，大至全身，小至一个指头。治之法，一言以蔽之，郁而发之。然须辨何物所郁，且郁于何处矣。2014-9-19 16:06

【脚手心烧非唯阴虚】近期患者多有脚手心烧之症，细审，阴虚火浮者有之，乃阴虚之体，水不恋火，随阳升之季而虚火尤为外散矣。于此，余时疏六味丸合封髓丹出入以对，获效多多。除此，尚多见湿热内郁之证，乃湿恋热郁，遇阳升之季而乘势外突之象。于此，

余常以小柴胡汤合升降散化裁治之，取功连连。2015-4-1 18:36

脾火和胃火诊治之区别

胃火，医者于诊于治皆不陌生，但说起脾火，医者有不知就里者，对脾火和胃火更难于区分。事实上二者于临床上较难截然分开，但并不代表二者没有区别。

胃火主要由饮食不节所所致，比如过食肥甘厚味、酒酪煎炸之品，或暴饮暴食，能量过盛，积腐成热，出现脘腹胀满、嗳腐吞酸、烧心泛恶、泻下臭秽、舌红苔黄、脉右关滑大等食伤脾胃，积滞化热之病证；如胃火蒸熏，耗损胃阴，则现口渴少苔甚而地图舌和镜面舌之候；进而如脾胃阴津皆伤损亏消，则或成消渴之证，即脾瘅中消耳。

脾火之由虽与饮食有关，但多缘于形、神两因。从形体上而言，疲劳过度是形成脾火的一个重要因素。疲劳首伤脾气，脾气主升，受到伤损则气虚不支，不升反而下陷，郁而化火，故有言越累越上火，此即脾火也，此亦即气虚生热之谓。从精神层面而言，思虑伤脾，则脾气陷郁而脾火亦由生焉。脾火多表现为长期低热不退，或手脚发热，困倦乏力，食欲不振，口疮绵绵，久之脾阴渐耗，营卫不荣，而见体瘦、脉细数或虚数者，则或成虚劳之患矣。

可见，胃火多实火，脾火多虚火。治疗胃火，可以清热通降或养阴清降之法，以顺其主降之性，可以清胃散或玉女煎治之；脾火之治与胃火截然有别。脾火因虚陷而生者，治之当甘温益气，如兼阴亏者当建中养阴透热，以复脾气主升之功，甘温益气宜补中益气汤，建中养阴透热可以小建中汤合竹叶石膏汤加葛根、青蒿、银柴胡等化裁。2016-10-24 00:40

中医育儿－林波：老哥此文极佳。2016-10-24 07:17

般若观：负师高论啊。很多写文章的思虑伤脾、伤肾，被诊断成抑郁、焦虑、颈椎病、微循环障碍、脑供血不足等等，终身服西药又致新病，悲夫。两次看病遇到太多了。其实遇到好中医，根本不需要那么多副作用极大的西药长期吃。常写文章者，多护脾补肾，运动养肝胆吧！2016-10-24 08:53

温柔的烽火狼烟987：劳碌伤脾之气，思虑伤脾之营。补中益气汤补脾之气，归脾汤补脾之营。2016-10-24 12:06

Saw斯基：向负老师请教一下，钱乙的泻黄散（甘草，防风，石膏，栀子，藿香），治疗的是胃火还是脾火呢？如是治疗胃火，防风、藿香的用意又是什么呢？2016-10-30

负克强：钱乙于泻黄散之用中并未有脾火和胃火之分，是共泻脾胃伏火。藿香醒脾疏透，防风启伏升散。此为后世东垣创立升阳散火学说提供了借鉴。

2016-10-30 21:03

老李在糖城：胃火多实，脾火多虚。治疗胃火，可以清热通降或养阴清降之法，以顺其主降之性，可以清胃散或玉女煎治之。脾火因虚陷而生者，治之当甘温益气；如兼阴亏者当建中养阴透热，以复脾气主升之功；甘温益气宜补中益气汤；建中养阴透热可以小建中汤合竹叶石膏汤加葛根、青蒿、银柴胡等化裁。2016-10-30 22:12

"膝至足寒"须及早调治

"膝至足寒"，除外受寒湿之侵外，内在病机不外有二：一者命门之火或君相二火大亏，一者阳上阴下、阴阳不交。此二者皆属严重病态，须及早调治。如年老者阳气本衰，退行之变尚属其"常"；但年轻人有此症者，则不可掉以轻心。《素问·方盛衰论》云："一上不下，寒厥到膝，少者秋冬死，老者秋冬生。"2013-11-14 12:20

炜炜_道来：是。身边曾有年轻朋友足冷至膝，冬天睡觉被窝里脚都不会热，我用食疗加汤药为其调理后完全转变，其人自觉体质大变，感冒都很少了。2013-11-14 12:31

风和风药

如果因为不好捕捉"风"的病因性和病理性，而忽略"风"的病因性和病理性，并且取消"风药"这个特征性概念，将绝对对中医理论和临床造成巨大的损失。事实上，有些病因、病理如不在"风"这个角度考察、治疗不以"风药"这个工具入手，则相关一部分病证其诊断精准性和治疗有效性恐大打折扣。2013-7-17 23:57

陇上草医马国义：赞！几千年理论与实践的积淀，是古人对自然和生命的发现，即对道的感悟。道是客观存在，不需要创造。由于科学的本体化使人们企图干预自然、干预生命程序（这是20世纪人类最大的错误），滥用科学概念，把本属于工具的科学当作世界观、方法论即真理的化身。"科学思维"也自觉不自觉地影响和干扰着对中医的学习。2013-7-18 06:26

Saw 斯基：负老师，柴胡、防风、升麻、蝉蜕等属于风药吗？划分风药的标准是什么呢？ 2013-7-18 00:03

负克强：窃以为凡具外向疏散之药皆可称为"风药"（外风）。2013-7-18 08:55

风邪致病需深究

风为百病之长，仲师云：风气百疾。脏腑经络、五官九窍、皮肉脉筋骨髓脑皆可中风，风邪无处不到。风邪既有外侵者，又有内生者，或内外合邪者，然其共性皆善行数变、流窜催迫，盛则声鸣，故风胜则或鸣（脑鸣、耳鸣、鼻鸣、喘鸣、肠鸣、屁鸣）、或痒、或动、或颤、或痉、或利、或数变不定。2015-4-16 17:29

耳鸣就是"风"声

自然中，风过有声。人之耳鸣，亦为"风"声。然此"风"，有内外之别。外风侵入而流窜于耳窍，则耳鸣；内风者，气血速奔于或突穿耳窍附近经脉或经隧之狭处，则成"风声"而耳鸣。如此者，唯整体或局部之火热、或"压力"、或狭窄可致，故其病机因素又有虚实之热（阳火）、阳亢郁压、浊阻成狭之分。2014-11-29 00:37

林志宾微博：痰鸣也是风，关键不在风。2014-11-29 17:22

负克强：痰鸣者，气过稀痰声，而从气道出，外人可闻及；由痰致耳鸣者，

因近处有坚痰阻滞而狭，气血过狭处而有声，因近耳则本人现耳鸣之声，而外人则无以闻及矣。2014-11-29 17:32

"内风"种种漫分述

内风者，以大处分，不外虚实两端。虚者，乃阴阳、气血、精津虚亏耗损，无以温煦、濡养筋骨肌肉，致其无所依持而聂聂动，如叶摆微风（可见，阳虚亦可致风。《伤寒》真武汤证从一个角度言，亦为风证，其风因即阳虚饮逆之虚实兼夹）。实者，又分两端。一者，乃火热和阳亢所致。火热爆炙，气血嚣张，奔突狂涌，经脉内压陡增，则经脉之体暴紧拘急而抽搐成风；同理，阳亢突冲，郁压急升，经（筋）体亦紧拘抽风。火热阳亢之风，常因经压过高致脉破血溢。二者，乃痰饮瘀浊之风。痰饮瘀浊阻滞或粘附于局部或大部经脉之内，致经道有狭窄之处，气血突冲狭窄，则引发体微颠而身微颤，而似风摇春木。痰饮瘀浊阻滞于局部经脉之内，亦可导致经脉内压升高，则又成风证因素之一。痰饮瘀浊阻滞，又致局部气血精津供应不畅，如此则常有虚实互兼而相因相果。另外，虚则髓海失养，实则脑窍受火热亢阳暴冲，故皆头晕，然程度有异耳。

2014-11-29 19:29

郁、淤、瘀

应如此规范"郁、淤、瘀"三词之义：郁者，气不周转，无形之结；淤者，津不敷布，聚而成湿（痰、饮）；瘀者，血不畅流，凝而不活。2014-12-6 00:16

【血瘀、水淤之治不忘气郁】青年女，经信至而不畅，因之水液不利而肢身肿胀，舌淡齿痕、苔白腻滑，脉略滑大。拟和血利水之法，疏仲师当归芍药散以治。然服5剂而无动静，又添身痒搔之起红疹、舌尖生红点之候。细思，当郁热外突之象，乃未调气之误耳。遂于原方合升降散，服3剂而经行、水消、痒止。血、水、气当同治焉。2015-6-3 17:38

中医曾庆滨：为何不用四逆散？2015-6-4 17:12

贠克强：此时已有郁热外突之象，则宜因势利导，觉升降散较佳。2015-6-4 17:50

肾脉（络）瘀阻

传统中医理论中，有心、肺、肝脉（络）和脾络瘀阻之病理，但较少提及肾脉（络）瘀阻。肾脉、肾络瘀阻之学说，实借鉴于现代一些原发或继发肾病性血管病变之机理，如慢性肾炎、肾病性高血压、高血压肾病、糖尿病肾病等。那么从中医角度言，到底有无肾络瘀阻？窃以为有且客观存在。

肾络瘀阻，于西医多为本，于中医多为标。肾为阴阳水火之脏，如因外内因素，阳不运阴不化则肾之自身气血首为不畅，久而肾络瘀阻；继则水火不循常道，水精不腾而致虚火上炎，水湿不化而成痰饮上泛，火不蛰藏而为邪阳（火）上扰，气化不畅而令小溲不利，于是各症丛生，即西医所谓慢性肾炎、肾性高血压直至肾衰等。

2014-12-31 16:20

汗之异常有总因

但凡能导致津液敷布化运异常的因素亦可导致汗之异常。如邪（火蒸热扰）逼外溢，津液敷布如无力化运或阻遏不畅，则津液不以常规、不循常道布运，而或淤滞于体内成湿痰饮，或表现为非常规代谢，如多汗、自汗、盗汗、无汗。除此外又有涎、泪、痰、涕、溺等过多、过少或黏滞不利以及大便干或溏等之象。总之，汗之异常，以及其他液性代谢产物的异常，皆是机体津液敷布化运之异常表现。2013-6-16 18:17

【猪苓汤加白术治自汗】一青年女性患者，多年来苦于自汗，而以夏季为甚，除此便无其他明显证候，舌淡暗齿痕、苔薄白，脉略弦细。观患者体略丰腴，结合舌脉，此证绝非气虚自汗，乃水津气化不及而淤停体内、又渗溢于外之候，正如湖泊蓄水满则外溢之象。湖水满溢者可开凿而泄于下，于人体亦同理，疏猪苓汤加白术，服6剂而汗正常。2013-6-18 12:31

承悟堂艾条批发：仲景说脉弦有水饮。2013-6-18 13:05

贠克强：是的，弦是饮象之一。不过，一脉可主多证，一证可有多脉。脉象须和特定个体及特定证候结合起来才能定证。2013-6-18 17:51

健团何德：治水无非肺、脾、肾。桑叶，上焦；白术，中焦；猪苓，下焦是也。2013-6-18 18:29

中医与哲学：猪苓汤主治下焦湿热，小便不通，而女青年舌淡暗有齿印，分明乃脾肾阳虚之证，当用桂枝加龙牡汤调营卫、和阴阳治之。2013-6-18 20:28

一鸣天下白 cc： 老师，关于齿痕的问题，我的不是在舌头两边，而是在脸颊两侧那种，感觉晚上睡觉时一直把脸颊往里吸一样，这也算齿痕吗？2013-6-19 09:25

贠克强： 应该算啊。其证机一般有二：一为脾胃水湿上淫颊肉致肿胀而紧挤牙齿所致；二为口津缺乏无润滑致颊齿紧扣所致。2013-6-19 09:55

【经前自汗还是小柴胡】 一女，每至经前即自汗、手脚心烧，如此者数月，经来量少色暗，舌暗红苔白略腻，脉寸关略滑数、尺略沉滑躁。此乃血室原有伏邪，经前则伏邪裹挟经血而生郁热，郁热下蒸，熏迫中上，则发为上症。乃疏小柴胡汤原方加益母草、川牛膝、丹皮以治。上次经前服 3 剂，此次经来诸症若失。2013-11-29 23:40

【小柴胡汤加减除腋汗】 一女，腋汗甚多数月，头重而晕，嗜睡梦多，疲乏不欲食，易生气，舌淡苔白腻，左脉濡略躁、右脉濡缓按之弦。乃木郁湿困、遏蒙清神之证。腋为少阳疏松处，淤湿自出则腋汗多。疏小柴胡汤去姜枣加枳壳、佛手、乌梅、木瓜、茯神、远志、菖蒲，以利胆舒肝、化湿醒神。服 3 剂愈。如取类比象，此案证机乃门轴湿浸而开阖不利矣。2014-2-19 17:44

Saw 斯基： 门轴湿浸则为芯锈，枢机不利而生腋汗，能体察物理，庶无惑焉。2014-2-19 18:01

【宣郁利水治盗汗】7岁男童，盗汗半年余，食可，喜多饮凉水，大小便可，舌淡苔白滑，脉滑。此证显系水饮郁热之候。眠则阳气内敛而不摄，郁热逼津外泄而为盗汗。治宜宣郁利水之法，方疏升降散和猪苓汤化裁：蝉衣、僵蚕、姜黄、猪苓、茯苓、泽泻、阿胶、滑石、炙草，水煎服。患儿服5剂盗汗减，服10剂盗汗消。（整理时补充）

"冬伤于汗"没有错

　　阅读清·雷丰的《时病论》，于卷一首篇，谈及温病因由，清·刘松峰云"冬伤于汗"甚妙，"盖言冬时过暖，以致汗出，则来年必病温，余屡验之良然"，又言"冬日严寒，来春并无温病"，而否定伏气之因。

　　而清·雷丰驳其"汗字欠妥"，言："既谓冬伤于汗，试问春夏秋三时所伤为何物耶？又谓冬时过暖，来年病温，此说是有伏气；又谓人伤于寒，岂可稽留，此说又无伏气。篇幅之中如此矛盾，诚为智者一失耳。"

清·陈莲舫亦讥曰："汗出而寒入，则仍是冬伤于寒，何妙之有？"

窃以为，"冬伤于汗"之说，是有临床依据的，且"冬伤于汗"和"冬伤于寒"有别。

正如松峰所言，"冬伤于汗"者，即言冬时过暖或冬时过度运动，以致汗出过多、阳不蛰潜以浮越、精不敛藏而耗散，此正"冬不藏精"之一因，如此来年则亦阴亏阳浮，而易病温。此既符医理又合临床，故松峰又言"屡验之良然"；另外，"冬不藏精，春必病温"，本非伏气温病矣（伏气者，邪入而伏，待机以发）；同理，"冬伤于汗"之病温，松峰本意亦非伏气。雷丰言松峰之说前矛后盾，有失公允。当然，松峰否定伏气之论，当为错失焉。

至于"冬伤于寒"者，乃言冬令过于严寒，或冬令失于摄养而屡感寒邪且疗治失宜，致寒邪伏于体内化热，来年随阳升而发为温病也，跟"冬伤于汗"则两相径庭耳。2013-10-3 00:39

青桐庄主：有人说"夏季出汗是排毒，冬季出汗是流血"，信哉斯言。2013-10-3 01:26

嘟嘟熊的新家：在唐略老师的《重编时病论集注》里读到这个内容，我把贠老师的这篇文章也添在书里了。谢谢！2013-10-3 09:18

遗精之事

遗精，有因于下元虚损、精关不固者，有因于阴虚火（君相）旺、骚扰精室者，有因于虚劳土软、精堤松垮者。然情欲性事，虽水火阴阳为基，如缺风催木疏之发动，则亦枉然。故自然动植生灵，多于风木之季成其好事。而木郁既久、自救疏突，或肝阳素盛、疏泄过极，则遗精之症，亦在所难免。2014-12-16 11:15

【胡希恕遗精治疑】胡希恕老回忆自己上中学时，曾患遗精病，其师王祥徽开栝楼薤白加四逆散、山栀，服 1 剂即愈。胡老言"至今百思不得其解"。以方测证，胡老当年遗精之证机应是：气结热郁痰凝于厥阴，扰占精室（精室附于厥阴经并为其所主），迫精外泄。但以胡老之学竟百思不解，可能跟其所秉"方证对应观"有关。2014-1-2 16:23

注：由此引发了各位优秀中医关于"方证对应"的辩论，"硝烟弥漫"，非常精彩，遂录之以飨读者。

Saw 斯基：学生认为应当有关。因为每种思维方式都有其局限性，其实每个人在世上都是盲人摸象，难窥全道。2014-1-2 16:27

江湖散人先生：有可能。有了方证，便有了局限，而真理是无限的！ 2014-

243

桂林北站：搞"方证对应"就是想忽略辨证论治，想走捷径，其结果将是路越走越窄，越走越歪。2014-1-2 16:48

中医张牧川：半夜流注气从肝走肺，肺堵住了，走不进去，从肝的下窍流出来了。这是一种解。胡老百思不解，也许他早就考虑过了这些，只不过他考虑的更多，根本精细度就超越了这些。所以他觉得并不能用这些太粗的脏腑理论合理完美解释。再一个，书是弟子写的，真实性如何又是另一码事。2014-1-2 16:48

有琴舒歌：辨证论治是分析综合症状寻找病机，针对病机用药组方。而药证、方证是搜集症状后直接寻找对应药物和组合成方，看似简便，实则丢掉了"病机"这个核心，离本质又远了一步。2014-1-2 17:15

溜肩膀123：正解。方证看似简单实用，其实离仲景心法越来越远了。当听到胡老讲座中说到方证不需要五行之后，他的书我就不再感兴趣了。2014-1-2 17:20

溜肩膀123：方证其实也有辨证论治，但只是狭隘的辨证，初学者不妨但从方证入手，但随着临证的加深，方证绝非正途。中医从来都没有捷径，医者必须踏踏实实地去详细辨证。学中医岂有越学越简单之理？ 2014-1-2 17:24

龙图空空：方证者，医工之道，于中医，普及有益，发展无功。从其人之尚东洋《皇汉医学》即知落于死板，成也在方，败也在方！医道安只方耳？！国医重个体、个性，然国人基数太大，方证之优势即在可量产医工。于此问题，1955 年，任应秋先生亦好心办坏事，提出了中医教材中之辨证分型体系，于是现在都学院派，某病即只能某几型，看似辨证，实则失机了！我的观点：辨证分型考试用，辨证论治看病用。2014-1-2 17:40

负克强： 胡老的辨证程序是：辨六经——析八纲——再辨方证。按说这样的辨证程序应该是精细的。但窃以为，在"辨方证"这一关时，思路就有些窄了，逻辑或有"断档"。如这个遗精案，因胡老不承认方证和经络有关，故依其"方证之学"，则遗精是归不了厥阴的，而胸痹方跟遗精也扯不上关系。
2014-1-2 18:06

磨中医： 看到有好多对"方证相应"不屑的发言，有意思。①乡野间有好多"一招鲜"的祖传秘方确实灵验，你问这些人，可能连《黄帝内经》都未听过；②辨证施治与辨证论治有一字之差，施治比论治难，论治比施治有发挥空间、有市场。总之，中医还是回归朴实为好，要不然那些"一招鲜"的该被人口水淹死吗？ 2014-1-2 22:23

经方 NB： 请问中学时有不遗精的童鞋吗？此方形不成治遗精的方证，经不起重复。胡老青年时体质不差的，我敢肯定之后照遗不误，正常人。他老师用的祝由。方证相应是经方的根，仲景总结经方成果结于六病辨证之下，成了手册式的经方指南《伤寒论》，其方证均为简约示范，但经得起重复。留住根，再开方证新花。胡老用的是纯经方，加减很少，给我这样的菜鸟以信心。别以为方证相应就是呆板，它是活的灵魂。其剂量即术数之道，即是阴阳五行之活灵魂！医者的辨证能力是有限的、受限制的，从来没有人能完全驾驭此灵魂，包括张仲景本人。他只是经方的优秀传人。愿有限之人无限接

近经方之魂。2014-1-2 23:40

老庄 __：贠兄目光如炬。很奇怪胡老不讲五行经络，贬低王叔和、辩证唯物论，还说古人迷信。好像和日本人的思路比较接近，有点像"发烧感冒，阿司匹林一包"。这样格致中医有些机械。2014-1-3 09:36

贠克强：其实仲师是讲脏腑经络及其相互间之关系的。2014-1-3 15:27

冯门中医—冯献周 – 冯建伟：医道安只方耳？把经方看成中成药，进也？退也？跟废医存药有别吗？ 2014-1-3 11:30

半雨半夏：胡老既然百思，必然会有自己的见解。之所以会这样说，大抵与他辨证的思维有关。他应该想得通为何用四逆散，但想不通为何加瓜蒌、薤白。在他的思维里，这是辨胸痹的方证，为何可以用来治毫不沾边的遗精。所以说，思维不同，格局就不同。你的视野永远不会看到你思维格局以外的东西。2014-1-3 18:35

怀若谷香若兰：我看胡老的书还是蛮入道的。只是之前一直对六经辨证与《内经》经络没弄明白，好像对应不上，故一直都学得不是很顺畅。但我很迷胡老的书。而冯世纶老师的《张仲景经方析疑》是带我坚持读《伤寒论》的原因。可惜我入门的老师是时方的，对经方治病有偏见，认为经方是老方，现在的环境与当年的不一样了。我在跟老师临诊时，也发现老师有时治疗感冒咳嗽，比较麻烦，要 1～2 周才可以好。但经方就不需要这么长时间。因为我第一次接触经方就是用小青龙加石膏汤治好了自己的发烧咳嗽，一付药喝第一次就烧退，咳嗽、胸闷、头痛都好了八成；再复煎一次就好了，当时在医院治疗了 1 周都没有好。2014-2-26 09:10

汗和精的同一性

汗为心液，精乃肾液，同为少阴所主，唯君相之别耳。凡心因性致汗出异常者，亦可致精出异常；反之，亦然。2013-6-16 18:36

内奸易招外邪

凡内有蕴邪，便易招致外邪，如内热易招外热、内寒易招外寒、内湿易招外湿等，故表证不可只知解表，还需究查内奸里应矣。只是须把握标本缓急和病证演变阶段。2013-7-16 11:39

【*承南风即喘案*】老翁，春夏季承受南风即喘，伴胸闷拘紧、咯痰不利、色白而多，然冬季少犯，口干不欲饮，食可，二便尚调，舌暗苔白腻，脉左细滑、右紧滑。乃寒饮伏肺、久则饮内郁热潜藏之证；受南来温热之风即喘者，乃内外之热相引、伏热蒸搅寒饮而相激相荡矣。治以小青龙汤加石膏。服 3 剂喘平，继之以缓消宿根。2014-6-30 17:40

寒热皆可凝血

寒可冰血而为凝瘀，火可烤血而为凝瘀。火烤血，先沸腾而妄行，后凝结而为死瘀，故天士有"直须凉血散血"之嘱。2013-7-26 12:07

痉之义

痉，医多解之为痉挛、抽搐，甚而角弓反张之症，此其一也；其二，凡拘急紧强不舒之候，皆为痉耳。其实此二者只是拘紧程度有别，其机一也。如《金匮要略》之痉病，不管刚痉、柔痉，皆指此二者而言。2014-3-18 11:45

【葛根汤治痉厥】中年女，晚子时时发痉厥，角弓反张，意识时清时迷，过则头面、眼目干木拘强，颈项不舒，如此者数年，且言常感冒身而冷无汗；舌淡齿痕、苔白滑，脉时滑躁时紧滞。此乃寒邪外束、气血痹阻、脊脑失煦失濡之证，子时借阳伸之机气血冲突而不开，则发为痉厥。遂疏葛根汤加归芎。服6剂而不再犯。2015-4-3 12:34

负克强:【补充】证机方面，子时乃阴极而阳之时，阳郁至子时则极，气血不通亦极，极而必反，遂乘阳伸而冲突，正邪交争，突而不开，惊厥乃发。

2015-4-3 13:35

肺金和心火的关系

肺如华盖居三焦之顶，其清虚以象天，而心火居肺中，正乃天中红日之象。若肺天清明，心日普照，则众化勃勃。如云雾漫天，则心日蒙蔽，君火不明，煦照闭塞；反之，心日温煦无力，或因邪蔽而不照，则肺天（金）清冷，行云布雨（肺之宣肃敷布及化金生水之功）定为不畅。2014-9-19 17:01

不敢喝凉性饮料者，未必脾胃寒

常遇患者自诉，因脾胃寒凉，不敢喝凉性饮料，一喝就胃疼，喝热的还好。但临床诊断恰恰相反，其实是湿热郁（淤）腐中焦。这种情况临床不少，缘由乃脾胃积热日久，见凉性之饮食则易发生

寒热格拒而致胃痉挛，见热性则同气相求而暂安。然中寒浅者多喜热饮或热食。2015-2-5 16:12

飞过江湖：与患寒饮者喝热水则大汗烦躁的情况类似，道理是相通的。不过还真没考虑过中焦湿热拒冷饮的可能，也许遇到过但是误治了。2015-2-5 22:57

Saw 斯基：水湿痰饮，盘踞中宫，得凉饮者，辄其势嚣张，盖寒与湿同类也。得热饮乃腹中稍舒，盖病痰饮当以温化，故其气化暂行而腹中和也。2015-2-6 10:02

怕冷而衣厚者亦非皆阳虚内寒

　　临床亦多见如此之况，即患者自呼常怕冷恶寒，视其着衣亦较常人为厚，然观其舌则质红苔黄厚腻甚而积腐，切其脉则滑大有力，呈一派湿热或痰热秽浊之象矣。如此表里不一，究其因，乃痰湿浊腐淤（郁）热内结，里气不畅则表气不达，故肌表卫阳不足而卫外失和，而怕冷恶寒症见焉。2015-2-7 00:15

溜肩膀 123：湿热阻滞经络所致的寒证患者容易误诊，但也有简单的规律可寻，患者常自感冰凉，触诊凉或不凉，或感冰凉难忍，但无外感寒邪、涉水受寒史，而有湿热内蕴症状者。此外，还需与水阻、饮结、瘀血及阳虚寒盛、寒滞经脉等病机相鉴别。此证一旦确诊，治疗并不难。2015-2-10 09:13

口腔溃疡有时是阳气旺减的标志

临床上常见一些同事、同学、朋友患者，他们在阳气旺盛的时候，隔三差五就"上火"而发口疮。后来他们因病来就诊，切脉后，我说你的阳气有所衰减了，可能你的口疮也犯得少了。他们都比较惊讶，好像刚记起，说不知不觉口疮啥时候早就不见了。多年验证，口疮是阳气旺减的一个标志，但是阳虚上浮所致口疮者，临床亦不少见，故还须一分为二地看待口疮和阳气的关系。2015-5-9 21:26

江湖华佗：应该不是阳气衰减，而是虚阳收敛下潜了。我治口腔溃疡用温潜化瘀法十之八九，只要一上，一剂知，两三剂即可收效。以药测证，当是阳虚阴盛，虚阳上浮所致，阳气衰减不可能减轻症状，只会加重。2015-5-9 21:57

负克强：虽然不可一概而论，但一个经常犯口疮的人，而不知不觉口疮再不见了，那阳气虚减的份儿多。2015-5-10 00:41

患者霍然，医者发狂

《张氏医通》："妇科郑青山，因治病不顺，沉思辄夜，兼受他医讽言，心甚怀愤。天明，病者霍然，愤喜交集，病家设酌酬之，而讽者已遁，愤无从伸，忽大叫发狂。同道诸名家，治之罔效……"郑氏医术不错，钻研精神好，然心胸窄执，不任喜怒讥讽，以至患者霍然而自身发狂，令人笑而尤怜。2014-7-27 23:14

脏偏和志偏

"凡人一脏之气偏盛，则一脏之志偏见，而一脏之声偏发。"黄元御此论有实在之处，证之临床，脾结者多思，肝郁者善怒，肾怯者易恐，肺虚者时悲，心懈者常喜。反之，情志久偏则脏亦偏。一个人长期情志偏激，可能是其某脏之气有偏，或已伤及某脏之气，不自觉倒也罢了，如自奉为特质恐不妥矣。2014-12-22 17:13

五更泻的病理本质

　　传统认为，五更泻为脾肾阳虚；有医者认为，五更为肝气旺时，疏泄太过，闭藏不及，故而泄泻。余意，其病理本质为，脾肾阳虚为病本，阴寒因之不化而沉于下焦为病标，五更阳气初动，阴阳相激相荡，阴浊自排乃泄。单纯脾肾阳虚之解，于五更泻则疏于简略，而肝气之释则有牵强之嫌。五更泻之主方四神丸，乃由《普济本事方》的二神丸与五味子散组合而成。二神丸（肉豆蔻、补骨脂）主治"脾肾虚弱，全不进食"；五味子散（五味子、吴茱萸）专治"肾泄"。本方宜"临睡时淡盐汤或白开水送下"，汪昂言："若平旦服之，至夜药力已尽，不能敌一夜之阴寒故也。" 2015-9-11 11:13

中医张静：肝气旺时，疏泄太过，闭藏不及，是痛泻要方的适应证吧？肝克脾，也多见晨起即泻，但泻前腹疼，泻后痛减。说的如果不对，还请老师指教。2015-9-11 11:53

运气实践

一、运气推衍

《运气学实践与应用——冯献周门诊实录》序

冯献周先生的《运气学实践与应用》要出版了。

运气学说可以说是中医学的高端，也是难点。

提起中医学，业内人士和业外认同者，大多认为"天人合一""辨证论治""整体观念""三因制宜"等为其特色、为其优势。窃以为，"天人合一观"应是这些特色和优势的顶端。"天人合一观"虽然是古圣贤传统哲学观运用于考察人体生理病理以及调治之体现，但又高于当下一些脱离自然的"纯科学行为"。因为把主体的人放在大自然"背景"下，作为一个"小天地"因时因地而动态考察，这个立足点本身就是登临绝顶、俯察万象，因而便具有无与伦比的生命力。笔者曾在微博中提出，定义人类个体"健康"的要素，除身体、心理、社会、道德外，还应把"自然"（即身心是否和自然通融合和）这个要素加进去，方为全面深刻。而中医运气学说无疑是

"天人合一观"由道而术的优良诠释。

《内经》中专论运气学说的"运气七篇"，古圣贤皆名之为"大论"，这在162篇经文中除《四气调理大论》《阴阳应象大论》两篇也是直接论述天人关系外，便再无如此名之者，表明了运气学说在中医学中的崇高地位。运气学说是古圣贤在农耕文明历史时期以各种途径和方式，并通过实践检验而总结出来的天地气化规律，以及和人体生理病理之间的关系学，是以阴阳五行（运）六气运化规律为基础、多因素参与论证、统筹性极强的应用学，其于防病治病方面之优势在于预见性和前瞻性，不仅对温病（一般流行性热病）瘟疫（急烈性传染病）的预防和治疗具有不容忽略的价值，而且于各科慢性顽疾和疑难杂症同样具有拓展诊治视野的重要意义。可以说，运气学说于临床中的实践应用又是一门特殊而升华的辨证论治。故纵观古今，大医多懂运气。

毋庸讳言，运气学说有其相对性的一面，其运用需建立在常规四诊合参、常规辨证论治基础之上，其实践更适合四季较为分明的地区，而对气候寒热极端之域则未必完全对应。即使于适合地域，其严密统筹推断之结论，亦不可能"百发百中"；且随着工业发达对自然之影响，人类对环境和自然规律之肆意践踏，运气学说的准确性更增添了一份不确定因素，而其推演结论也常因医者个人的功力深浅而有一定差异。但瑕不掩玉，在论证和运用过程中，如充分考虑这些影响因素，则圆机活法，自出机杼，其价值和意义自是不可磨灭。

遗憾的是，当代业中医者，有者因其高深抽象望而却步，有者半信半疑，有者则断然否定，致使这样一门高端学说在中医界难以普及和推广。然而，还是有一些有识之士，在运气学说这片深厚的"土地"上孤独地坚守着，默默地耕耘着，孜孜般探索着，传教般度道着，并且已在临床上取得了可喜成绩。冯献周先生就是这么一位好中医。

冯献周先生是一位民间中医。

民间中医群乃当今中医界的半壁江山。民间中医其学、其验多源于师门传承，更有自学成才者。他们多未受到西化、固化和格式化的影响，又多是在"实枪实弹实战"中成长起来的。正缘于此，在当今中医继承止于片段皮毛、西化严重、诊治效果式微的局面下，民间高手于中医学的传统性、纯洁性、深刻性上往往更胜一筹。他们的思维更为灵动奔放，医术更为质朴实用，而临床效果更为突出。冯献周便是其中一员。

笔者与冯先生交流探讨于微博，相识相知于微博，虽未曾谋面，但已如同旧识。他热爱中医，常为中医困局忧心和呐喊，其对学德、医德、师德之追求常透露于博间字里；他理论功底扎实，临床经验丰富，而更热衷于运气学说的临床实践，这在中医界难能可贵。

览观市面上中医运气之书籍，讲运气学说基础理论者多，而其运用实践之病案专录者少。今冯献周先生把两年多运气学说诊治病案辑录成册，出版面市，当为运气学说之实践建设"增了砖添了瓦"。

习阅《运气学说临床实践》书稿，窃以为其有如下几个特点：一是诊治信息不单纯源于运气变化，其运气论证多基于患者当下的证候反应，这使运气诊治更为实在；二是不仅注重诊治当下的运气变化，还结合患者出生时的"运气烙印"（个体出生时自然运气变化可与其机体"内生态"相对应，使其体质终身"内存"这个运气"烙印"。举简单例子，如个体出生时寒湿气运为盛，则其体质中就有寒湿"内存"的一面；如个体出生时风火气运为盛，则其体质中就有风火"内存"的一面……余姑且名其为"运气体质"。出生时自然运气和个体体质之间的关系无疑是存在的，但有必要继续研究、探讨、论证和实践）；三是注重患体内气机的升降流通，此乃"一气周流"思想的体现；四是处方源头广泛，经方时方，适者则用，化裁自如，药味剂量少则数克，多则过百，增减灵动；五是病种杂多，内、外、妇、儿、五官，急慢疑顽，历历在录。

以运气学说推演论断，常有"牵强"之为，这又是每一个热爱、热衷于运气学说实践的中医在所难免的，只是多少之异、程度之别。我们克服这个"局限"的一个有效办法就是，在不脱离患体本身"四诊"信息的基础上，尽量利用共性点多、明确可靠的气化信息，排除共性点少、不确定的气化因素。

但愿和冯先生这本书有缘的读者能从中受到启迪，激发兴趣，引发思考，学习、探索、实践运气学术，以便更有效地防治疾患；更愿运气学术发扬光大，学尽其用。

冯先生书成嘱余作序，这些文字就权且充之。

负克强

甲午年初夏于毓涵斋

云雾不精，邪害空窍

今天是大雪，愣是没见一点雪星。其时未得其气，天失清净光明，地失雨雪润泽，霾瘴笼罩，云雾不精，邪害空窍。好像一冬比一冬的雪少了，除却天时气运因素外，与人类无所敬畏的所作所为脱不了干系。2013-12-7 21:56

从自病说"气"

余此次患右侧面部带状疱疹，全分布于足阳明经和足少阳胆经，故亲身体验了运气学说、气机升降及经络学说的确定性。当下少阳相火客气，地气不潜，应于人体则胆相（相火）和胃气不降，二阳逆气冲并于头面，郁久则化为热毒而发于二经所过之处。肝脾升于左，胆胃降于右，胆胃热毒逆冲而不降，故疹发于右。可见天、人之间无非一"气"耳。2014-1-10 17:59

负克强：当下气运只是发病条件，是外因，而余之体质因素才是发病根据，是内因。余常午夜前未休，胆气多郁，加之胃土略有不和，故于当下气运背景下病此患自在情理之中。2014-1-10 18:13

当下君火较盛之气

运气之学多有应验，即如去冬之暖、初春之寒。今二之气（甲午年二之气）君火主气，风木客气，客生主，加之又君火司天，故此之气君火较盛。另，今年大运土运太过，然此之气客气风木胜土，故土湿不显。虽气运同，然于个体影响不一。即如当下之运，于阴虚火旺内风蠢蠢之体不利，而于寒湿之体或有功矣。2014-3-25 11:55

甲午年二之气后期，雨湿涟涟，南方甚而大雨滂沱，平均气温同比偏低，好似和二之气前中期偏离，此非气运推断不准，实乃二之气主客气及司天三者风火偏盛，过极而于后期金水之气来复，加之全年土运太过之催化，故而有此气化之变。推演气运变化，不仅看单个气化之常，还需顾及淫、郁、胜、复各种变化之异。物极必反矣。2014-5-26 18:32

运气使然

罗大伦：最近天气开始变热，一朋友突然面红如同醉酒，每天觉得热气上升，上身燥热，可是腿部却冰凉。查其舌象，舌红如柿。判断这是肾精不足，春日天气变暖，阴不潜阳，龙雷之火上奔。劝其每天用熟地30g，肉桂3g，熬水代茶饮。当晚服用一碗，次晨就告诉我"今早火已经下来大半"，3天面赤痊愈。2014-4-2 08:45

负克强：此乃阴精亏乏之体遇风火升腾之气运使然。或许有人言，此当春气升发所致，但据我临床观察，此类反应于春分前少见而其后多发。究其原因，乃春分前寒水客气，春分后风木客气，加之君火主气，遂风助火升或风火内攻而类证生焉。运气学说乃天人合一的最佳诠释，虽不能拘泥，但决不可轻以视之。2014-4-2 11:43

话说"三伏"

"三伏天"是一年中最酷热的时段，虽不属于二十四节气，但华夏民族尽知，知名度很高，不管是"钟情"于中华传统文化者，还是排斥者，恐怕皆承认这个事实。

"三伏"是怎么规定的？这个规定是以传统"干支纪日"为依托，夏至以后的第三个庚日、第四个庚日分别为初伏（头伏）和中伏（二伏）的开始日期，立秋以后的第一个庚日为末伏（三伏）的第一天（庚日是干支纪日中带有"庚"的日子，如庚子、庚寅、庚辰……）。

因第三个庚日、第四个庚日即为初伏和中伏的第一天，而每个庚日之间相隔10天，所以，初伏的时间为10天，末伏规定也是10天。中伏时间有长有短，可能10天，也可能20天。每年夏至节气后的第三个庚日（初伏）出现的迟早不同，故中伏的天数也不相同，当夏至与立秋之间出现4个庚日时，中伏为10天，出现5个庚日则为20天，于是有些年份伏天30天，有些年份40天。

三伏天位于小暑与处暑之间，暑湿并行，是一年中气温最高且又潮湿、闷热的日子。

为什么以"庚"日为准？这完全是以"五行"学术为依据。因为"庚"五行属金，而火克金，暑季的"金气（庚日之气）"也会被暑热之火消烁，此后烁金之火更旺，故以"庚"为准。

为什么名其为"伏"？因为此时段的"金气"怕火烁而潜伏不动，阴气受阳火所迫皆藏伏于地下，人和动物皆因炎热而隐伏于阴凉之处，故以"伏"名之。

为什么伏天从夏至以后的第三个庚日开始？一是依据夏至到立秋间之"热中最热"时段来定位，二是依据道家"三生万物"的思想。

为什么末伏在立秋后？因为立秋后处暑前，暑气未降，金气暂伏，热势未减，有时更盛，民间俗言"秋老虎"，故立秋后尚有一伏天。

事实上，这样传统的定时、定位、定性推算和自然现实表现是高度合拍的。阴阳五行学术不是闹着玩的，也不是古人坐在书房里凭空想象出来的。真不知道反对者脑子里哪根筋搭错了？！ 2014-7-17 14:50

"气运"就在眼前

今年（甲午）大运土湿太过，也抵不过三之气"三火合围"（主气相火、客气君火再加司天君火），以至中西部发生了八十余年不遇的大旱灾。或有人问，为何东南是另一种情形？乃此"三火"再合东南地域之"风火"，则物极必反，加之沿海水气氤氲，出现风暴雨涝，乃理所当然耳。2014-7-30 10:48

气运因素对人体影响的选择性

运气体质者，每个人体皆存留其出生时的运气"烙印"，并对其体质属性具有重要作用。同年或同节不同属性的气运因素多选择作用于相同相近属性"运气体质"的人群。例如同一时段如并存寒火两种气运属性，则寒气多作用于寒性"运气体质"者，火气多作用于火性"运气体质"者。2014-11-10 23:42

甲午六之气

今年终之主气太阳寒水，客气阳明燥金，中运太宫土运继续发挥影响力。刻下气运特征非此三气之和，亦非抵消所得，须落实到不同个体本身而有不同反应。于阳性体质言，当有寒束湿热、津液不布之证；于阴性者，当有寒湿内外、局部凉燥之候；于较平和者，当有燥于上、湿于中、寒于外之象。2014-12-9 12:15

二、参运以防（养）

"桑拿天"养生茶

今天是大暑，自今至秋风，湿土主气，君火客气，火蒸湿蒙，是真正的"桑拿天"。结合气候特点，特拟一款"桑拿天"养生茶供大家养生防病：荷叶 4g，炒薏仁（捣破）6g，淡竹叶 7g，生黄芪 5g，藿香叶 5g，煎水泡茶服。此茶轻清宣化、淡渗苦泄、益气通阳，平和不伤，除阴虚体质者多可饮用。2013-7-22 23:33

"桑拿天"防治"仙"方

火蒸湿蒙"桑拿天"，常服六一（滑石 6g，生甘草 1g）保康安。若加一味炒山药（10g），益气固津邪不粘；如兼肤热汗不畅，可增豆豉（4g）表气宣；再有泄泻小便涩，当添车前（6g）通下元。
2013-7-24 11:58

四仁茶

今天是秋分，也算进入了运气学意义上的秋气之期。主气阳明燥金，客气太阴湿土。主气为燥，客气为湿，客生主，燥湿相匀，其气为平，加之相火在泉，以冲秋凉，故今秋气较为温暖平和。然在人体，则肺金可因湿蒙而有痰湿为患之机，又因相火在泉，而湿热或痰热遏肺之证不得不防。于此，四仁茶正好。四仁者，郁李仁4g，川贝仁4g，白蔻仁5g，生薏仁6g，各仁捣破，开水泡茶服。平素脾肺虚寒者加干姜4g，气虚者加生黄芪5g，肺胃阴虚者加麦冬5g。2013-9-23 16:46

香苏散：老师，此方化湿祛痰清热吗？ 2013-9-23 23:02
贠克强：是化湿祛痰散热。"清"跟"散"还是有区别。2013-9-23 23:14

"一参二叶三仁茶"预防冬温

今冬是个暖冬，近期冬温（不是"瘟"）泛滥，病候多见头疼、眼干、鼻烂、咽痛、口渴、唇疮，咯痰黏黄不利。特拟一款预防茶以防患于未然：沙参4g，桑叶4g，荷叶4g，杏仁4g，浙贝4g，砂仁1g（三仁捣破）。脾胃虚寒者加干姜2g，煎水泡茶服。此茶方叶轻清、仁润降，宣温润肺化痰，护精封肾固基，故又防明春之温。

2013-12-3 11:10

小壹许景z：好方子。暖冬之候，肾精不固，木火制金。2013-12-3 11:23

贠克强：今冬，少阳相火客气。少阳木气火性，使冬令不寒。该寒不寒，温病泛滥。温邪上受，首先犯肺。故于今冬而言，温病当是木火刑金之证。

2013-12-3 15:06

飞过江湖：前几日气温下降，就吃多了点牛肉，还有辣椒、胡椒等辛温物。次日气温回升，下遗，上衄，口腔溃疡，右目内眦痛。无中药可抓，见同事有香雪抗病毒口服液，喝两瓶，鼻凉缓解，晚餐吃方便面又发。好厉害的冬温啊！ 2013-12-4 17:42

发现中医彩虹：根本不应该有温病的概念，伤寒是因，春温是缘，在缘上借题发挥发展出的温病理论，与其说是对《伤寒论》的补充和发展，不如说是狗尾续貂。2013-12-5 17:40

智美善林氏中医养生堂：现代人的体质基本都是欠温。夏天大暑阶段都甚少温病，春天就谈不上，冬温就更谎缪。现在非常多小儿重肺炎、脑炎、甲亢、急淋白血病，都与这种误认为冬温而坏症有直接关联 .。2013-12-5 17:51

Saw 斯基：桑、荷二叶质轻清肺，杏仁伍沙参润燥，配浙贝化痰，砂仁温肾纳气。然乎否乎？乞教贠师高明。2013-12-5 21:33

贠克强：对。只是砂仁封藏肾元，配沙参更有润潜之功。2013-12-5 21:39

预防雾霾之害分燥湿

在中医角度，雾霾因当时的气运因素和生态环境不同，其性质亦有燥湿之别。如当时的气运生态以湿气为盛，则雾霾其性多湿，防治须着眼于利湿排霾；如当时气燥少雨（雪），则雾霾其性多燥，而防治则须侧重于润燥排霾。当下暖冬无雪，此大面积雾霾是燥霾无疑，预防以清润排浊为主。2013-12-6 15:58

今冬防霾方（一参二梗四仁方）

前博已言，今冬雾霾是燥霾，可能霾区博友已有体验。根据当下气运和雾霾性质，特拟一款防霾方供大家辨宜而用：沙参 4g，芦根 9g，桔梗 4g，杏仁 4g，苡仁 9g，川贝 4g，缩砂仁 1g（四仁捣破），水煎 12 分钟代茶或煎水泡茶饮。该方润燥宣肺，排霾利浊，清上潜下。体质虚寒者慎用。2013-12-6 17:18

明春养护分个体

大寒后是甲午年一之气了，主气风木，客气寒水，极有可能是倒春寒了。但民众养护须分体而论，肝肾虚寒之体以防寒邪侵入为主，可以桂枝汤加熟地设防，加熟地者，今冬阴有耗矣；而痰湿浊郁（淤）或兼内热之体，则以防外寒闭、内浊热为要，可以生地栀子豉汤或生地栀子厚朴枳实汤微加麻黄。2014-1-20 21:34

解暑养心茶

甲午第三气，相火主，君火客，大运太宫。二火加临，气温同比最高。在外劳作奔波之人，最需防暑护心。现特拟一款解暑养心茶：青蒿3g，桑叶3g，荷叶4g，竹叶2g，麦冬2g，党参5g，远志2g，煎水泡茶服。此茶轻清灵动，凉温适宜，防暑清二火，养心益气阴，宁神化痰浊，运中一气流。2014-5-29 16:56

解暑养心粥

甲午年第三气"解暑养心粥"：大米50g，绿豆8g，赤小豆7g，莲子12g，麦冬9g，荷叶4g，人参5g（也可用党参），加清水适量，熬粥喝汤。功用：清火防暑，益气（阴）养心，润肺保金，健脾护胃，交通心肾。2014-5-29 17:19

一皮四叶茶

从气运来说，今年（甲午）前秋（立秋－秋分）并不燥，相反土气偏胜，水湿流行。应于人体，应变力差者脾湿阻滞，进而或致痰（水）湿蕴肺淹肾，或成"脾湿而肺肾燥"之局。鉴于此，特拟一款"一皮四叶茶"泡服以作预防之用：陈皮 5g，杷叶 4g（包），荷叶 4g，佩兰叶 5g，藿香叶 5g。气阴两虚者慎用。2014–8–7 18:45

三、参运以治

"秋郁"浊逆生晕厥

一15岁少年，自处暑后晨起即头晕，而于白露节晨起又发晕厥，移时则缓解。次日其父携至余处就诊。

视其体较瘦小，肤白，额有新生痘疹。刻下除不欲食外，并无所苦，舌淡苔白腻，然舌前红而有点，诊脉竟是弦大而躁。余心即明，此非肝阳肝风，乃"秋郁"证耳。

处暑后，暑尽而秋气渐至，自然大气渐敛渐降，人体应之亦气机，尤其是肺气敛降，继引肝气不疏，而导致整个机体处于相对"气郁"之态。但体质健者，尚可通过自体调整而又达到新的动态平衡；体弱者，则一时调整不及而导致"秋郁"及其并发症。此少年即其例也。

晨起机体气机借阳气渐旺之机"攻冲郁垒"而致郁浊上干清窍，故头晕；白露节，秋降更甚，机体气机"郁滞"更甚，而晨起郁浊冲逆更甚，以致晕厥发生。额痘者郁热之象，舌象显上焦郁热之机，脉象示气郁欲突之理。

明于此，便知治宜疏肝缓急，解郁散热，降逆化浊。疏方：柴胡 8g，姜半夏 9g，黄芩 9g，生白芍 12g，菊花 9g，桑叶 9g，佛手 8g，钩藤 9g，淡竹叶 9g，焦三仙各 10g，炙甘草 5g，水煎服。

患儿服 3 剂后复诊，晨起头晕且厥诸症皆消，舌淡苔白，脉缓略弦，遂疏逍遥丸善后。2013-9-12 12:18

桑杏汤合贝母瓜蒌散化裁治秋温

运气之化还真不可小视。将至深秋，除南方沿海之地因台风而有雨患外，其他大部地区竟还温暖如春（因相火在泉），外感病就诊者秋温占多，如肺卫温邪，发热而口咽烂肿疼痛，痰湿（因湿土客气）郁热而嗽。于此，单纯凉润不行，还需宣散，因毕竟凉金主气，余以桑杏汤合贝母瓜蒌散化裁治之，多获佳效。2013-10-10 10:56

气运扰血经复来

一女，本月经信干净后 10 天复来（平时规律），量多色红；腰骶略痛，舌暗苔薄黄，左脉弦紧而大以寸关尤甚，右脉略紧滑。此段时期患者左脉寸关弦大或小洪者不少，乃当下气运使然耳。此女内热略胜之体，复感自然风（风木客气）火（君火主气）气运，损及冲任，故经血旺行而复来矣。2014-3-26 17:24

贠克强：此证机乃风助火势，火迫血行，又下损冲任，固摄失司，而成经去复来之症。治宜清火息风以凉血，固护冲任以摄经。疏以傅青主两地汤（生地、地骨皮、玄参、生白芍、阿胶、麦冬）加海螵蛸、茜草炭、川断、杜仲、乌梅、三七。服 3 剂而血止体和。2014-3-26 17:45

气运直催"癔症"发

一中年女，近期忽发左侧头痛，发则胸憋躁急，意识不清，拔自发、挠自脸，并手足抽搐，如此者已三矣（以前未之有也）。伴口苦、左胁下胀痛、身脸肿胀、不欲食、恶心、便干色深，舌淡苔黄腻，脉弦紧躁以左为甚。据当下气运及近期临床病证特征，乃气运催发火迫风动之癔症耳（注：时在甲午年二之气）。2014-3-27 17:49

负克强：当下君火主气，风木客气，风火相煽，心肝素旺之体则易同气相感，感则心火燃、肝风动，且风火相助相伴。肝升于左，肝风窜扰于左，并累及同侧胆气上逆，又克伐中土，加之心火攻迫，升降失序，气液周流不畅，乃发为此证。治宜凉心肝、息风火、复周流，以柴胡加龙牡汤加减化裁治之。2014-3-27 18:20

会诊

@ 冯门中医—冯献周 - 冯建伟：

初诊，2014年3月31日。生于1973癸丑7月末，长于湖北云梦山。病时2009己丑夏，腹满、肠鸣、便溏泄、溺黄、腰痠、肢困、关节痛，阴囊多汗湿内衣，体丰面晦，大腹便便。舌胖齿痕，苔白腻，脉沉缓弱、右关无力。协和肠镜无异常，胃镜有胃炎，断为功能性腹泻，胆、肾结石，4年来数易中西医治无果。2014-3-31 11:43

负克强：以此患症舌脉看，则显为脾肾阳虚、化运无力、升降失司、湿浊痰秽蕴遏中下（焦）三阴、流注关节阴囊且兼郁热之证。

若从运气学说言，患者生和病之年之时皆为火土不足、水湿过盛并兼相火郁遏之气运，此又完全证明了上述辨证之可取。可以六君（六君子汤）七味（七味白术散）四妙（四妙散）合而加熟地、杜仲、川断、附桂等共为散剂缓缓以图。此患虚为主，实为次，因虚致实，虚者脾肾，实者痰湿；寒为主，热为客，寒者本有，热仅郁热；脾虚为主，肾虚次之。治疗目的无非通阳，大气周流，诸症渐消，然具体之治必须把握这些主次之分：以补为主，以通相随，扶正化浊；既运中州，又温下元，火温土健；要在温通，略事清散，阳通热消。2014-3-31 21:38

香苏散：熟地不碍脾生湿？2014-3-31 21:50

贠克强：在于配伍。2014-3-31 21:52

槐杏中医：小便黄赤，暂不宜用附、桂。肝郁脾虚，湿浊下注，郁而化热。有如妇体寒而带黄、便赤，或慢性盆腔炎；男体寒前列腺炎、尿黄便赤、阴囊潮湿瘙痒等之类。2014-3-31 21:59

贠克强：如果附、桂各用6g如何？2014-3-31 22:10

刘星泉医生：也可用。用桂枝而不用肉桂。以前治疗过一个溏泻多年并畏风畏寒的病患，在夏初之时，就用的是桂枝合四逆汤加晒参、白术、茯苓，前后治疗只用14剂药就把病治好了。在我离开北京之前有两年时间未复发。后来就不知道了。2014-3-31 22:30

Saw 斯基：老师，此处用七味白术散，需要去掉葛根吗？感觉有助湿之虞。

2014-3-31 23:25

负克强： 不，葛根升清通络。湿，自有化湿降浊之品。2014-3-31 23:29

Saw 斯基： 就如葛根芩连汤一般，虽是湿热滞于大肠，但仍用葛根升清，因为有芩连清热燥湿吧？ 2014-3-31 23:32

负克强： 对啊！ 2014-3-31 23:35

刘星泉医生： 升阳益胃汤合四妙散如何？ 2014-3-31 21:48

负克强： 对！也是好途径。但似觉于下焦气化略显不足。2014-3-31 21:48

平木散火愈顽咳

一女，34岁。咳嗽将及两旬，呛咳痰少不利而黄，舌暗红苔白腻泛黄，脉弦躁略滑。数更中医而乏效。此乃感当下风火气运、木火刑金而烁津炼痰、凝粘气道之证，治宜平木散火、清润化消。疏以柴胡、法夏、黄芩合贝母瓜蒌散（由贝母、瓜蒌、花粉、茯苓、橘红、桔梗等药物组成）加钩藤、黄连。3剂而愈。前医仅以清火化痰止咳之法，然未参气运，故不效矣（注：时在甲午年三之气）。

2014-4-8 11:57

冯门中医—冯献周–冯建伟： 故《内经》谓：不知年之所加，气之胜衰，不

得为工矣！2014-4-8 15:11

小壹许景 z： 若气运未致脉弦躁略滑，那又与气运何干？2014-4-8 12:01

负克强： 运气学是农耕文明时期总结的相对（非绝对）的自然之规律学，是"三因"中"因时"之深化，天人合一之诠释；但其对人、对动物植物之影响因个体及地域不一，其反应和程度自然不同，关键是掌握其精神实质。心中时时有气运，因人而参不拘泥。2014-4-8 16:57

知秋一叶雨霖铃中医专家： 去年少阳相火客气，咳嗽木火刑金者多见。惜大多大夫对此不甚了了，致大多病证缠绵不愈。2014-4-17 11:13

平木散火愈顽痒

　　一女，46岁，双耳廓内外"无故"发痒发烧半月余，耳廓发红，余无特殊，舌暗苔白腻，脉弦紧略躁滑。前医多以疏风清热法，不效。此亦感当下风火气运、炎煽于木相之经所致，"诸痛痒疮皆属于心""诸风掉眩皆属于肝"。治宜平木散火、息风止痒，疏以柴胡、法夏、黄芩合消风散（荆芥、防风、蝉衣、麻仁、苦参、苍术、当归、生地、知母、石膏、牛子、木通、甘草）加僵蚕、黄连。5剂乃平（注：时在甲午年三之气）。2014-4-8 12:24

定清： 请问先生，舌象看不是中土寒湿吗？您这方子虽祛其火，会不会留下

败脾胃的弊病？ 2014-4-8 13:00

负克强：半夏、荆芥、防风、黄连辛开苦降皆可护胃。2014-4-8 16:36

晓蕾的晓晓蕾的蕾：端详许久，冒昧发言一句，觉得柴、夏、芩是此方亮点。与前医疏风清热不同的是，柴、夏、芩明确病位，起将领作用吧？！还请您赐教！ 2014-4-8 15:04